“悪魔の医師”か“赤ひげ”か

宇和島・腎移植騒動の12年

池座雅之

出版芸術ライブラリー
003

出版芸術社

〝悪魔の医師〟か〝赤ひげ〟か　目次

第2章　批判の背景――　65

カバーと扉のイラスト　ブラックジャックによろしく　佐藤秀峰

序章
万波誠という医師

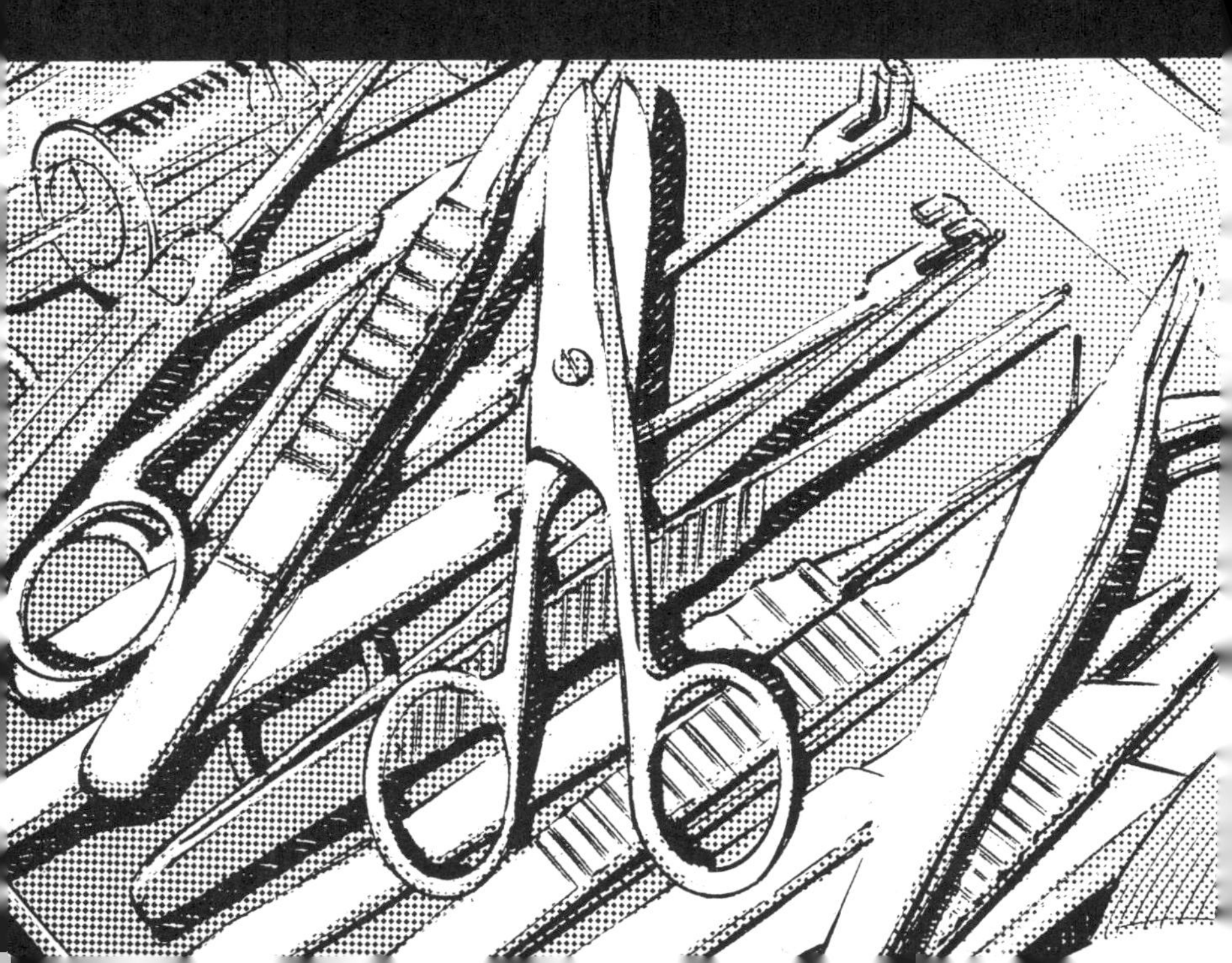

愛媛県宇和島市。南予地方の中核都市である。仙台の伊達家の分家が統治した宇和島藩の城下町でもあるが、リアス式海岸を活かした養殖水産業が盛んで、日本でも屈指の真珠の生産地として知られている。人口は七万五〇〇〇人余り、のどかな風景が広がる一地方都市だ。

二〇〇六年、この小さな都市に、メディアを通じて全国の注目が集まった。その中心にいたのは、今もこの地で現役として働いている一九四〇年生まれの万波誠医師である。

真珠貝用の養殖いかだが並び、大小の漁船が日々出戻ってくる宇和島港。そこでハマチやマダイなどの魚が水揚げされては、周辺の町に供給されていく。出入りする土地の人々に「万波誠先生を知っていますか」と訊ねれば、口々にこんな答えが返ってくる。

「ああ、徳洲会病院の。知ってますよ」

「腎移植の先生ですよね」

「はいはい、もう有名ですよ、宇和島では」

たまたま声をかけた人が、現に万波医師にかかっている患者であることもざらだ。腎移植を受けた一人の男性患者は、こう言う。

「あの先生がおらんかったら、自分はたぶん今生きていないと思う」

万波医師がこの土地の名士であり、患者からの信頼も非常にあついことがうかがい知れる。

宇和島市は、地域医療の拠点となる重要な病院をふたつほど擁している。ひとつは市立宇和島病院、もうひとつが宇和島徳洲会病院だ。万波医師は、市立宇和島病院に三四年間にわたって勤務したのち、二〇〇四年に宇和島徳洲会病院が開設されると同時にそちらに移籍、今なおその泌尿器科の一医師として日々多くの患者と向き合っている。生涯のうちすでに五〇年近くの歳月を、ここ宇和島での医療に捧げているのだ。それだけ地域に密着していれば、名が知られているのも当然のことだろう。

医師としてのスタイルもまた独特だ。真冬でもサンダルばきで、下着の上に直にはおった白衣のポケットに両手を突っこみ、早足で飄然と歩く。身なりにかまわず、権威を笠に着るようなところはみじんもない。そして、一人ひとりの患者に対して実にまめにケアを施す。大病院に勤務しているにもかかわらず、昔ながらの「町医者」と呼ぶのが似つかわしい立ち居振る舞いだ。

その一介の町医者こそが、一二年前、メディアスクラム（集団的過熱報道）によってもみくちゃにされた当人なのである。

二〇〇六年一〇月——。宇和島市郊外、閑静な住宅地にある万波医師の自宅前に、連日大勢のメディア関係者が押し寄せた。朝、万波医師が宇和島徳洲会病院に出勤しようとすると、記者たちはすでに門扉の前に張っていて、本人からコメントを取ろうと躍起(やっき)になっていた。しかもそれは、お世辞にも好意に根ざす態度とは呼べなかった。

「ほりゃすごかったで。(記者が)来ん日がなかったわ。何カ月かは、もう、毎日毎日来てた」

万波医師は、当時を述懐してそう言う。いったい、どうしてそんなことになったのか。

地元の名医が〝悪魔の医師〟に

最初のきっかけは、日本で初めての臓器売買事件だった。万波医師が執刀した腎移植手術のドナー(臓器を提供する者)とレシピエント(臓器の提供を受ける者)とのあいだに金品の授受があったことが発覚し、万波医師もそれに関与しているのではないかと疑われたのである。

ほどなく、万波医師はこの一件にはまったく関わりを持っていないことがわかった。

しかしこれをきっかけに、万波医師が執刀した過去の腎移植手術の記録を、国や県の求めに応じて宇和島徳洲会病院が調べていく過程で、新たな事実が明るみに出た。それは、臓器売買事件で万波医師に集中していたメディアの関心を加速度的に膨張させ、日本移植学会や厚生労働省（以下、厚労省）までをも巻きこむ一大問題に発展していった。

〝病気（修復）腎移植〟である。

腎臓がんやネフローゼ症候群などの病気が原因で、腎臓を摘出する場合がある。その腎臓の病変部分を必要に応じて取り除き、修復した上で、腎不全を起こして人工透析などに頼っている別の患者に移植するのが、〝病気腎移植〟だ。万波医師を含むチーム、「瀬戸内グループ」が、これに該当する手術を万波医師の前任地である市立宇和島病院で二五件、それ以外も含めれば四二件おこなっていたことが判明したのだ。

臓器移植に関して、当時わが国では一九九七年に成立した臓器移植法、および日本移植学会による倫理指針（以下、ガイドライン）により、死体臓器移植と生体臓器移植の二種類が認められていた。

死体臓器移植とは、生前に本人が臓器を提供する意思を表明していたか、もしくは本人の死後、家族の同意が得られた場合（改正臓器移植法の施行前は、本人の意思のみ）にかぎり、脳死判定を受けた人などから臓器を取り出して、その臓器を必要とする患者に移植することを指す。一方、生体臓器移植とは、生きている家族や親族から必要とされる臓器の一部の提供を受け、患者に移植するものだ。

万波医師らがおこなった〝病気腎移植〟は、そのいずれにも該当しない、日本の医療には存在しないはずの手術だった。

メディアから意見を求められた日本移植学会は、これらの腎移植を「人体実験」と称し、激しい批判の矢を向けた。ガイドラインに存在しない医療を、正当な手続きを踏まずに独断でおこなったことを問題視して、全面否定の論陣を張った。

「修復して使える腎臓なら、なぜ元の患者に戻さなかったのか。その腎臓の摘出は、医学的に本当に必要だったのか。移植のための摘出だったのではないか」

学会の掲げるこうした疑問にメディアが食いつき、「移植マニア」「猟奇的犯行」「老女からの腎臓狩り」といった過激な見出しが、万波医師を形容するキーワードとして週刊誌などの記事に躍った。本人や宇和島徳洲会病院サイドの言い分は十分に報じられないまま、万波医師は一方的に〝悪魔の医師〟呼ばわりされ、メディアの執拗な集中砲火を浴びたのである。

メディアは突出した話題にはいち早く飛びつき、祭りのように一斉に取りあげるが、旬でなくなったものを見かぎるのも早い。あれから一二年、四国の小さな都市に一躍スポットライトを当てた〝病気腎移植〟の問題が、どういった背景のもとで起こったのか。その後、どういった波紋を呼び、どのように収束したのか。

その経緯を正確に把握している人が今、いったいどれだけいるだろうか。

なぜ〝病気腎移植〟を取材したのか

私は二〇一四年夏、ＮＨＫ制作局文化・福祉番組部から松山放送局へと異動を命じられた。震災以来、続けてきた東京電力福島第一原発事故の取材が続けられなくなることに忸怩たる思いがあった。そんな思いを察してか、それまでともに取材してきた仲間が送別会を開いてくれた。その席で、東京新聞の片山夏子記者が「愛媛に行くなら、万波さんの〝病気腎移植〟というテーマがある」との話をしてくれた。

その時点での私は、この問題に関してはまったくの門外漢だった。腎移植についてはもちろん、腎臓病や人工透析についても知識がなく、ピンと来なかったのが正直なところだった。実は、片山記者は、この〝病気腎移植騒動〟が起きた当初から現地に入り、以後、患者たちの信頼も得ながら、一貫して取材を続けてきた記者だった。

その話が再び頭をよぎったのは、転勤して三年が過ぎた二〇一七年夏のことだった。当時、NHKではドキュメンタリーの新たな可能性を模索する開発番組として「ノーナレ」という枠が立ち上がっていた。〝ノーナレ〟とはノーナレーションの略で、ナレーションなしで番組を進める手法のことである。その提案募集の中で、「過去の事件などを異なる立場から見たときに、まったく見え方が変わるようなテーマを歓迎する」という一文があった。そのとき、ふと思い当たったのが、転勤の際に教えてもらった〝病気腎移植〟の問題だった。

一方には、「悪魔の医師」として批判された万波医師がいる。他方には、その万波医師を懸命に擁護する患者たちがいる。患者から慕われ、信頼されている医師が、なぜ一方では轟然(ごうぜん)たる非難を浴びなければならないのか。そこには、番組のテーマとなりうる〝何か〟が存在するように感じられた。

取材としては、まず万波医師を支援する患者団体「移植への理解を求める会」(代表は向田陽二(むこうだようじ)氏)へのアプローチからスタートした。

松山市内に事務局を置く彼らは、私たちの取材に快く応じてくれた。特にお世話になったのが、副理事長の野村正良(のむらまさよし)氏と事務局長の河野和博(こうのかずひろ)氏だ。野村氏は、万波医師の患者で、これまで腎移植を三度受けたことのある当事者。河野氏は、人工透析と腎移植の患者でもある。ともに腎臓という臓器に切実な問題を抱えていた。

当然、万波医師がいかに正しいのかを話すのかと思いきや、野村氏は意外なことから話しはじめた。

「私たちも、最初に病気腎移植の話を聞いたときは、びっくりしたんですよ。それはさすがにまずいんじゃないかって」

「移植への理解を求める会」は、二〇〇六年に臓器売買事件が大きく報道されるようになった際、万波医師の患者たちを中心に万波医師を支援するために立ち上げられ、一三〇〇人が名を連ねることになった団体である。

重度の慢性腎不全の患者は、人工透析に週に三回は通わなくてはならない。さらに、腎移植手術を受けられたとしても、経過観察と免疫抑制剤の処方を受けるため数カ月に一度は、医師のもとを訪れる。つまり、一生の付き合いになるのだ。

患者のために昼夜なく働く、万波医師の姿を長年見てきた患者たちにとって、「患者にお金を貸すことはあっても、患者から（移植を斡旋(あっせん)するために）お金をもらうなんて考えられない人だ」と口をそろえて立ち上がった。

とにかく、出世やお金にも無関心で、服装などにもまったく頓着しない人だという。今どきそんなドラマの登場人物のような医師がいるものかと、私は内心驚いた。だが、そんな彼らでも、やはり病気腎移植騒動が持ち上がったときには、「さすがに、がんの腎臓を移植するのは問題ではないか」と感じたそうだ。

しかし、そこには、日本の腎臓病患者たちが抱える切実な問題があるという。予備知識をまったく持たない私に、人工透析や腎臓移植、そして患者数に対していかに日本の移植の数が少ないかを、二人はていねいに教えてくれた。

現在、日本には重度の慢性腎不全を患っている患者が三〇万人以上いて、その大半が人工透析を受けており、その患者数は年々増えつづけている（図1）。人工透析が体質的に適合している人もいるが、ＱＯＬ（生活の質）の面では移植をおこなったほうが望ましく、臓器移植を希望している人は、正式に登録している人にかぎっても一万二〇〇〇人を超えている。

臓器移植といえば、一般にイメージされるのは脳死患者などからの心臓や肝臓の移植だろうが、もっとも件数が多いのは、じつは腎臓移植である。人の体にはふたつの腎臓があるため、脳死などからの臓器提供以外にも生体腎移植という別の方法がありうるのだ。

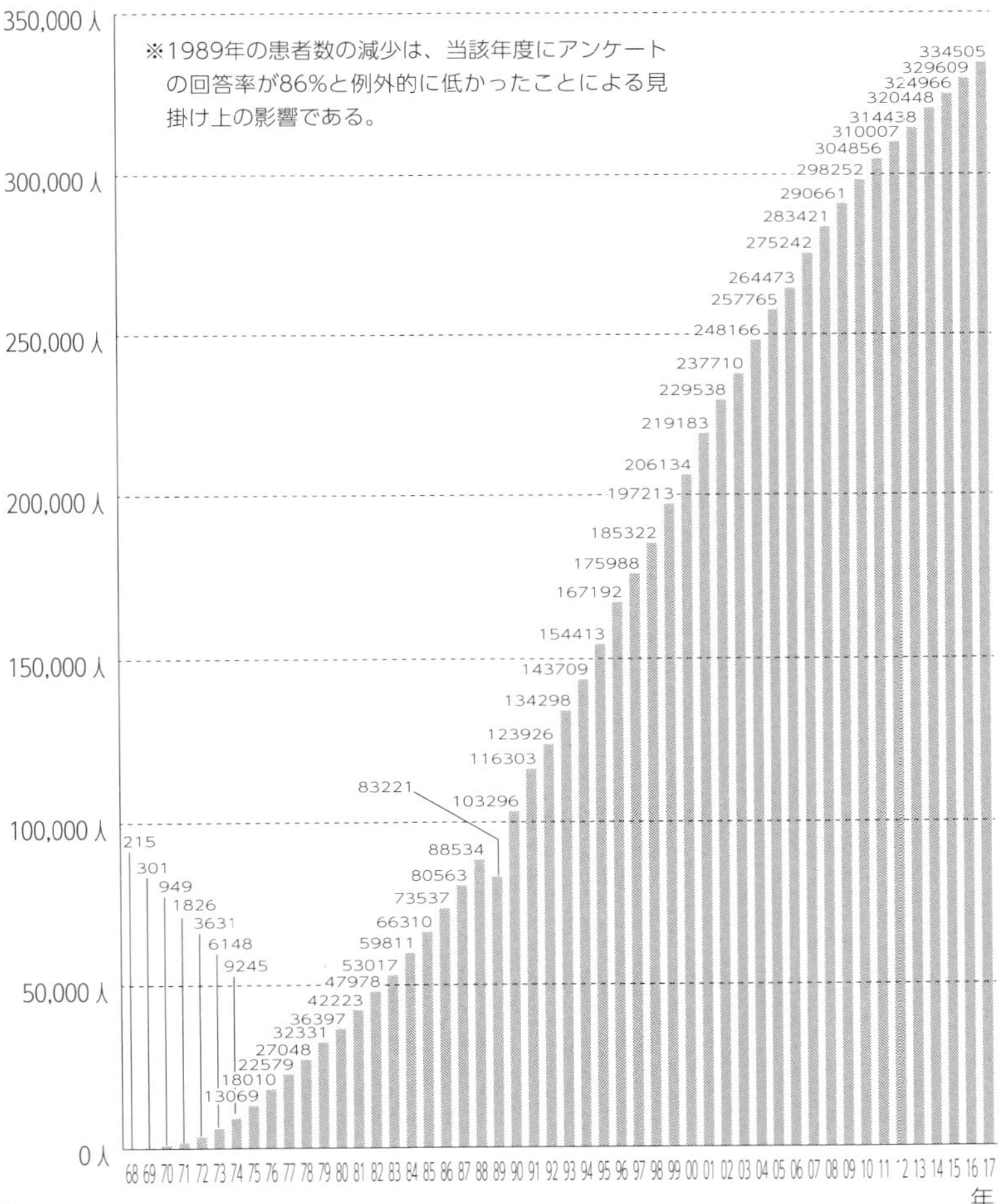

図1　慢性透析患者数（1968—2017）の推移

（出典：「わが国の慢性透析療法の現況」日本透析医学会）

この生体腎移植は親族間でしか認められていないが、日本の腎臓移植の大半を占めるのはこれである（表1）。その原因は、死体からの臓器提供の数が一九九九年から二〇一七年の平均で、年間わずか一六〇件と驚くほど少ないことにある。さらに、死体から臓器提供を受けることができた人がどれだけ待ったかを計算すると、平均で一五年近くにも及んでいる。

そうした状況が、この問題の背景にはあるのだと野村氏は教えてくれた。恥ずかしながら、何ひとつ知らなかった私は、自身の不勉強を恥じるとともに、期せずしてとんでもない問題に足を踏み入れてしまったものだと、心の中で思った。

野村氏は、前述のように、三度の移植を受けている。一度目は、亡くなった方からの「死体腎移植（献腎）」、二度目は、妻からの「生体腎移植」、そして三度目が、ネフローゼという病気で摘出した腎臓を移植した「病気腎移植」だった。

そもそも、人生で二度も三度も移植をするということ自体、想像だにしていなかった私は、絶句するしかなかった。野村氏の体験は第1章で詳述するが、「生体腎移植は残酷なんです。万波先生は、そこから病気腎移植を発想されたと思うんです」と私に語った。とにかく当時は、「いくら患者である自分たちが発信しても、新聞もテレビも全然

年	生体 腎移植	心停止下 腎移植	脳死下 腎移植	計
1999	556	150	8	724
2000	603	139	7	749
2001	554	135	16	705
2002	637	112	10	759
2003	728	134	4	866
2004	731	167	8	904
2005	835	144	16	995
2006	941	181	16	1138
2007	1043	163	24	1230
2008	994	184	26	1204
2009	1122	175	14	1311
2010	1277	148	62	1485
2011	1386	126	86	1598
2012	1420	116	77	1613
2013	1438	67	88	1593
2014	1479	42	85	1606
2015	1503	63	104	1670
2016	1471	61	116	1648
2017	1544	65	133	1742

表１　年次別腎移植患者数

(出典:「臓器移植ファクトブック 2018」日本移植学会)

取りあげてくれなかった」と、自身も地元、愛媛新聞の記者だった野村氏が語っていたことも印象的だった。

取材を進める上で、まずは万波医師に会わなくてはならない。しかし、彼に会うにあたっては、かなり緊張したのも事実である。というのも、過去にメディアスクラムの被害を受けた万波医師が、私たちメディアに好意的な感情を抱いているはずがないと思っていたからだ。

緊張した瀬戸内グループとの会食

私はまず、万波医師に宛てて思いの丈(たけ)を綴った手紙を書いた。そして、それを携えて瀬戸内グループの食事会の席におもむいた。

瀬戸内グループとは、万波誠医師を中心とした、腎移植手術をおこなうためのチームである。万波誠医師の弟である万波廉介(れんすけ)医師(元・宇和島徳洲会病院)、光畑直喜(みつはたなおき)医師(元・呉(くれ)共済病院)、西光雄(にしみつお)医師(坂出聖(さかいで)マルチン病院名誉院長)らがこのグループに名を連ね、これまで幾多の実績を上げてきた。

毎週水曜日に腎移植をおこなっている彼らは、前夜である火曜日の晩に、宇和島市内の料理屋に集まるのを通例としている。グループの広報的な役割を担う西医師に連絡をとり、彼に紹介されるかたちで私はその席におじゃましたのである。

「あの当時は大変だった。私たちも闇の臓器売買ネットワークのように書かれて」

西医師が冗談交じりに会話の口火を切った。

「まあ、そんなこと言っても……。それもあるけれど、やはり病気腎移植の問題の根底にあるのは、日本の移植医療の問題なんよ」

そう語るのは光畑医師。騒動の当時から行動をともにしてきた小島啓明(こじまひろあき)医師や若手の城間伸雄(しろましんゆう)医師もいる。

そんな話を聞くともなく、当の万波医師は黙々と食事をしている。ビールでもついで打ち解けようとすると、断られる。万波医師はお酒を一滴も飲まないとのことだ。

「まあ、気にしないで食べてくださいや」

そう言われて、むしろ恐縮しきりだ。あとで城間医師が教えてくれたのは、手術の前夜にも、患者のもとに行って緊張をやわらげたりすることもあるとか。手術後も、経過によっては追加の処置などを施すため、いつも気が抜けないのだという。

万波医師は、過去のニュース映像で見ていた表情よりは、温和な印象だった。それでも、こちらを見る目がどこか懐疑的で……。時折、やぶにらみをするようなまなざしを投げかける。どこか傷つけられてきた人の目のようにも見えた。

それでも私は手紙を手渡しながら、当時、万波バッシングが起きた経緯や、それにまつわるメディアの問題も含めて、〝病気腎移植騒動〟のことをあらためて取りあげたいのだと懸命に意図を説明した。

その思いが万波医師の心に響いているとは必ずしも思えなかったものの、手紙は受け取ってもらえた。そして、「ただ、当時の騒動を描いても意味がない。自分がどのように悪者にされたかなんてどうでもいい。〝病気腎移植〟の何をどう伝えるのか、それが大事なんじゃ」と繰り返し語っていた。

帰り際に、「まあ、また来てくださいや」と言ってもらえて、一安心したことを覚えている。

こうして、とにもかくにも〝病気腎移植騒動〟の取材が始まった。およそ半年の取材を経て、その成果は「ノーナレ」の一編「〝悪魔の医師〟か〝赤ひげ〟か」として、二〇一八年三月二八日に放送された。

その後、アメリカなど海外取材の追加分などを加えたものが、ＥＴＶ特集「〝悪魔の医師〟か〝赤ひげ〟か～宇和島・腎移植騒動の12年～」として二〇一八年七月七日に放送され、その後、三回ほど再放送された。

「〝悪魔の医師〟か〝赤ひげ〟か」というタイトルは、私自身が企画を立案した時点で仮につけたものだった。万波医師の見え方が「立場によって大きく異なること」、また、マスメディアが〝時の人〟を報じる際に、とかく過剰な形容をしがちな姿を暗に揶揄したものでもあった。取材を進めるにつれて、この週刊誌の見出しのようなタイトルが、果たして番組のタイトルとして適切かどうか悩んだこともあった。だが、最終的に万波医師の了解も得て、このタイトルで放送するに至った。

なお、万波医師らがおこなった手術は〝病気腎移植〟とも呼ばれるが、この語には、ある種の誤解を引き起こすような響きがある。彼らは病変がある腎臓そのものを移植しているわけではなく、必要に応じて病変部分を取り除き、修復を果たした腎臓を利用しているのだ。

もともと、日本の医療には存在しなかった術式であるため、すでに存在していた〝生体腎移植〟や〝死体腎移植〟と対比させる意味で、この語が流通してしまったという経緯もある。

万波医師と古くから交流があり、〝病気腎移植〟騒動のさなかにも万波医師を擁護した移植外科医の藤田士朗医師（米セント・マークス病院）は、〝病気腎移植〟（Deseased Kidney Transplant）に代わる語として、〝修復腎移植〟（Restored Kidney Transplant）という呼び名を提唱している。

それにならって、ドナーの病気腎から病変部を取り除いてレシピエントに移植する術式は、本書では原則として〝修復腎移植〟と呼ぶことをお断りしておく。

なお、会話文の中でカッコに括った部分は、会話の内容を補助するために私が加筆したものである。

第1章 疑惑と糾弾

1 臓器売買疑惑

臓器売買事件の経緯

二〇〇六年一〇月一日、宇和島市で水産物輸入業を営む当時五九歳の男性Aとその内縁の妻Bが、臓器移植法違反容疑で愛媛県警に逮捕された。日本で初めての臓器売買事件である。

その後、松山地裁で開かれた公判によれば、Aは二〇〇四年四月頃、宇和島徳洲会病院泌尿器(ひにょうき)科で腎不全と診断され、透析治療を経たのち、主治医である万波医師からの勧めもあって腎移植を決意。親族に腎臓の提供を持ちかけたものの全員に断られた。そこで、自身は生体腎移植のドナーとしては適応外であった内縁の妻Bが、友人の女性Cに腎臓の提供を依頼する。

手術は無事に成功するが、その際に約束された金品が約束どおりに支払われなかったことから、二〇〇六年二月、Cが警察に相談した。こうして、臓器売買の事実が明るみに出たとされている。

事件発覚の時点で、Aからは実際に三〇万円の現金と一五〇万円相当の自動車がCの手に渡っていた。臓器移植法は、第一一条で臓器売買を禁じている。また、日本移植学会が定めるガイドラインでは、臓器移植は原則として死体からの提供によるものとし、やむをえず生体間での授受をおこなう際も、その対象を六親等内の血族か、配偶者とその三親等内の親族に限定している。臓器売買を誘発する可能性をできるだけ排除しようとの意図から定められたものだ。

Aは宇和島徳洲会病院に対して、提供者であるCを、Bの妹であると偽って腎移植手術に臨んでおり、その点にも問題があった。

結果としてAとBは、この公判を通じて懲役一年、執行猶予三年の判決を下され、Cも罰金一〇〇万円、追徴金三〇万円、自動車没収の略式命令を受けている。

ただし、くだんの裁判に関してA本人は、訴えられた事実とは異なる経緯があったと主張している。金品と引き換えに腎臓の提供を受ける約束など事前には交わしておらず、実際に現金などを渡したのも、C子からの訴えに応じて、あくまでお礼として差し出したものだという。少なくとも、それが法に触れる行為であるという認識を、逮捕されるまでの時点でAが持っていたかどうかは疑わしい。

この事件の構図自体、臓器移植をめぐって深い〝闇〟が存在することを示唆している。だが、ここでの問題は、当の腎移植手術を執刀したのが万波誠医師であったという事実だ。

ドナーであるCがレシピエントであるAの親族ではなかったことや、両者のあいだに金品の授受がおこなわれていたことは万波医師の関知するところではなく、この事件に関して万波医師は「善意の第三者」にほかならない。しかし警察やメディアは当初、万波医師自身がこの臓器売買そのものを斡旋(あっせん)し、なんらかの利益を得ていたのではないかと見立てていた。

ある意味で宇和島徳洲会病院の「脇が甘かった」ことも事実であり、それがこの誤解の一因になっていたことは否めない。

たとえば、ドナーのCが親族であるというAの自己申告をそのまま信用し、戸籍などによる確認を怠っていたこともそうだ。通常の生体腎移植では、ドナーとレシピエントのあいだに親族関係が成立していない場合は、「当該医療機関の倫理委員会において、症例毎に個別に承認を受ける」必要があるとガイドラインは定めている。

宇和島徳洲会病院では、事実確認がなされていなかっただけではなく、そもそも倫理委員会も設けられていなかった。

また、同様にガイドラインが求めているインフォームド・コンセント（医師の説明を受けた上で患者が同意すること）にも不備があった。ドナーにもレシピエントにも、万波医師は口頭では説明していたものの、文書による確認という手続きは取っていなかった。

加熱するメディア報道

いずれにしても、このトピックにメディアが飛びつかないはずはなかった。〝日本初の臓器売買〟――実にセンセーショナルなテーマである。しかも当初は、執刀した医師自身が臓器の密売ブローカーとしてそこに関与しているかもしれないとされていたのだ。レシピエントのAとその内縁の妻Bが逮捕される二〇〇六年一〇月一日、捜査の手が万波医師にも及ぶということが警察から一部のメディアにあらかじめリークされていたことも手伝って、メディアの矛先は一斉に宇和島徳洲会病院へと向かった。

「〝日本初〟は、やっぱり惹（ひ）かれますよね」

当時、報道の最前線に立っていた週刊誌編集者・水野圭（みずのけい）氏は語る。

「たとえば〝臓器売買〟って言葉は、あまり日本にはなじまないものだと当時は思っていました。それは闇の世界のものなんじゃないかって。だからびっくりしましたし、現場でもザワザワッとする感じはありましたね。まずは何が起きているのか、それを知りたいという気持ちでした」

私と同年代でもある水野氏は、現在は週刊誌の現場から離れている。それでも、駆け出しの頃に経験した思い出深い事件だったこともあり、今回の取材を受けてくれたようだ。

記者やカメラマンが現場に張りついて終始動向を追っている中、編集者である水野氏は、ときには取材に同行しながらも、原稿執筆などのために東京の編集部と宇和島とのあいだを頻繁に往復しなければならない立場だった。きっかけとなった臓器売買事件は、やがて〝病気腎移植〟の問題へとスライドしていき、思わぬ奥行きを見せたため、そうした生活は二カ月にも及んだという。

当時の現場の印象について問うと、水野氏はこう答えた。

「宇和島という町は、真珠の養殖などで一時期とても栄えていましたが、事件当時はちょっとさびれてしまっていて、大きな商店街などはもうシャッター街になっているようなありさまでした。でもあの頃、徳洲会病院や警察署、万波さんのご自宅周辺はメディアが殺到して、お祭りみたいにものすごい熱を帯びていましたね」

テレビ、新聞各社、週刊誌など、来ていないメディアはなかった。その中で、それぞれが他社を出し抜こうとして報道が過熱していった。もちろん、「臓器売買に関与しているのか」と訊かれても、万波医師は「していない」と答える。事実無根だからだ。

それでも、報道する側の視点の置き方ひとつで、見え方は変わる。実際にしていないから「していない」と答えているだけでも、事実を隠そうとしてそう答えているかのように見えてしまい、かえって〝疑惑〟だけが無制限に水増しされていく。

「〝神の手〟医師と臓器密売ブローカー」

当時、水野氏が担当した特集記事のタイトルである。この煽情(せんじょう)的な文字の背景に、白衣にポケットを突っ込んで立つ万波医師を捉えたスナップショットが配置されている。

この記事を実際に読んでみると、腕の立つ外科医としての万波医師を素描した部分と、臓器移植の陰でかつて暗躍していたとされる密売ブローカーについて語っている部分とが、完全に切り分けられた構成になっていることがわかる。万波医師が実際に臓器密売ブローカーのようなことをしていたとは言っていない。

だが、このタイトルを見た多くの読者は、「〝神の手〟を持つと呼ばれる万波医師が、一方では怪しげな臓器の密売に関与しているのだ」という印象を受けたのではないだろうか。

万波医師の独特なスタイルも、そこにひと役買っていなかったといえば嘘になるだろう。まさにこの記事で使われている写真に写っているとおり、下着の上に白衣をはおり、サンダルばきで歩く例の出で立ちだ。

「何か野趣溢れるというか、べらんめえ調のおもしろい方だなとは思いました」

水野氏は、万波医師の印象についてそうコメントしている。

「サンダルで、ポケットに手を突っ込んで。無頼な感じで、非常に魅力のある方だなって。しかも名前も〝万波〟って、めったにない名前じゃないですか」

幸か不幸か、メディアから見た万波医師は、いわば〝キャラが立った〟存在だった。一種のスター性のようなものを帯びていた。そうした人物に〝疑惑〟がかかっている。その構図こそが、メディアにとって恰好の題材となっていた面が確実にある。

万波医師のたたずまいには、「もっと知りたくなる感じ」があったのだと水野氏は言う。それがメディア側の前のめりな報道姿勢に拍車をかけていったのだ。

ただ、再三述べているとおり、万波医師が臓器売買に関与していたというのはまったくの濡れ衣である。警察もその点に関してはすぐに嫌疑を解いているし、万波医師は結局、逮捕も起訴もされていない。

そこで話が収束していたのなら、一四国に住むある医師が、いっときあらぬ疑いをかけられた」という一挿話で終わっていたところだ。しかし実際には、そこに追い討ちをかけるように浮上してきた別の問題によって、ものごとは思いもかけぬ展開を見せることになる。

臓器売買から〝病気腎移植〟へ

「病気で摘出の腎臓移植　宇和島徳洲会、計一一件」

朝日新聞の一面トップにこの見出しが掲げられたのは二〇〇六年一一月三日。臓器売買騒動が発生してからわずか一カ月後である。「日本初の臓器売買」をめぐってメディアの中に沸き起こった熱が冷めやらぬうちに、当の疑惑の中心にあったのと同じ医師が、別の疑惑を担う存在として再び焦点を当てられたのだ。

「またしても万波医師か」

そういう観点から、メディアが火に油を注ぐようにして、それまでをもしのぐ勢いでこの医師への関心を沸騰させていったのは、ある意味では必然だったともいえる。

もしもこの〝病気腎移植〟の問題が、それに先立つ臓器売買疑惑とはまったく無関係に、単独で浮上してきたものだったとしたら、メディアもそこまでセンセーショナルに取りあげることはなかったのではないか。

一度、疑惑の俎上に乗せられ、注目を集めてしまったばかりに、万波医師に対しては、「腕は立つが、何をしているのかわからない医師」という〝見方〟ができあがってしまっていた。期せずして〝病気腎移植〟の問題は、すでに用意されていたその枠組みをそのまま流用し、補強するようなかたちで、メディアの報道合戦の中に投入されていってしまったのである。

週刊誌編集者の水野氏によれば、テーマが臓器売買疑惑であれ、その後浮上した〝病気腎移植〟問題であれ、記事の組み方としては、常に万波医師その人に焦点を当てたものになっていたという。特にタイトルや見出しに関しては、万波医師の存在なしには成り立たないような作りになっていた。水野氏が語る。

「タイトルや見出しというのは、自分たちがどういうスタンスでこの記事を書いているかということを示す指標でもあります。宇和島徳洲会病院をめぐる報道については、すごくいろいろな情報が入ってくる中で、〝万波先生というのはいったいどういう人なのか〟というところに焦点を絞った記事になっていたと思います」

そのスタンスは、万波医師が最初に〝疑惑の人〟になった時点で、すでにあらかたかたちが定まっていたものと思われる。そして、そのスタンスを取ったのは、この週刊誌だけではなかったはずだ。万波医師が、それほどまでに〝キャラが立って〟いて、目をそらせない存在だったということだろう。

2 〝病気腎移植〟というもうひとつの問題

「寝耳に水」の万波バッシング

「日曜日だったんです。今でもよく覚えてますよ。まだ自宅で待機しているあいだに病院から電話があって、警察が来ているからと呼び出されました。病院に行くともう報道陣が勢ぞろいしていて、いったい何があったんだという感じだったんですよね」

大きな騒動が立てつづけに宇和島徳洲会病院を見舞った当時、この病院の院長であった貞島博通氏は、臓器売買事件で病院に警察の捜査が入った当日、すなわち二〇〇六年一〇月一日のことをそう振りかえる。

この病院が開設され、貞島氏が院長に就任してからちょうど二年ほどが経過した時期だった。それはまさに、「寝耳に水」としか言いようがない状況だったとして、貞島氏がこう付け加えた。

「でも臓器売買に関しては、万波先生が関与していないことは私たちも最初からだいたいわかっていましたから、それほど問題だとは思っていませんでした。書類上のミスや手続き上の問題があったのは事実だとしても。実際、一カ月くらいで判決も出て、万波先生は逮捕も起訴もされませんでしたしね。ところがそこへ、〝病気腎移植〟というもうひとつの大きな問題が出てきた」

前述のとおり、〝病気腎移植〟すなわち修復腎移植とは、病気が原因で摘出した腎臓を、必要に応じて病変部を取り除いて修復した上で、別の患者に移植することを指す。そして、万波医師を含む瀬戸内グループは、一九九一年から二〇〇六年にかけて、宇和島徳洲会病院、市立宇和島病院、呉共済病院など複数の病院で計四二件、それに該当する手術を日本移植学会へ報告せずにおこなっていたことが問題とされた。

たしかにそれは、臓器移植法でも、日本移植学会によるガイドラインでも言及されていなかった術式だ。取材にあたった新聞記者の一人は、臓器売買の問題が一段落したあとに、宇和島徳洲会病院からファックスが送られてきた日のことを覚えていた。

「じつは、事件が一段落したこの日は、取材チームで打ち上げでもしようかと考えていたときだった。宇和島徳洲会病院からのファックスには『病気で摘出した腎臓を移植した』と書かれていたが、一読しただけではその移植がどんなものなのか想像がつかなかった」

にもかかわらず、当時のメディアは一斉にこの問題を否定的な観点から取りあげた。

メディアは、医療問題など、専門知識による裏づけが必要な局面に立ち至ると、まずはその領域における専門家やその道の権威に意見を仰ぐのが通例だ。そしてこのとき、メディアから意見を求められる「権威」の筆頭として扱われたのは、臓器移植に関する知見を集約し、全国の移植外科医を束ねて、さまざまな指針を定める立場にある日本移植学会だった。

「病気を理由に摘出した腎臓を移植することは、医学的に考えられない」

専門家の語る、こうした主旨の指摘が、メディアを通じて拡散された。さらに、当時の日本移植学会副理事長だった大島伸一（おおしましんいち）氏（現・国立長寿医療研究センター名誉総長）による「人体実験」という激烈な形容が、人々の印象に強く残ったはずだ。一連の修復腎移植手術について、隠れてやったつもりはなく、症例を重ねてからあらためて発表するつもりだった、と主張する万波医師に対して、大島氏は以下のように疑問を投げかけたのである。

他人のやったことのない治療を集積して五年後に結果を報告するということは、言葉を換えれば人体実験であり、それを行うには厳密な臨床研究遂行のための手続きが決められている。それなしに進める判断は、通常の理解を超えている。医師としての資質を問う。（「朝日新聞」二〇〇六年一一月六日付）

修復腎移植を、「患者を危険にさらす実験的側面の強い医療」として非難したものだが、これが万波医師に向けられるメディアのまなざしに強い影響を与えたことはまちがいない。

ほかにもメディアは、早い段階からこの問題に対する専門家の否定的見解をいくつも取りあげている。

たとえば病気、特にがんに冒された腎臓を移植することを「不適切」とする批判だ。一見、病変部をきれいに取り除けているように見えても、がんは再発する可能性がある。しかも、移植を受けたレシピエントは、拒絶反応を抑えるために、免疫抑制剤を投与されつづけなければならない。そのため、移植された腎臓にわずかでもがん細胞が残っていれば、それがレシピエントに転移する可能性があるというのである。

また、「修復して使える腎臓なら、本当に摘出する必要があったのか」という疑問を呈（てい）する意見も目立った。前述の大島氏も、新聞の取材に応じてこう述べている。

> 他人に移植して使えるほど「いい状態」の腎臓を摘出していることがまず医学的におかしい。がんの疑いで摘出した後で良性とわかることはあり得るが、それならば本人に戻せばよい。（「朝日新聞」二〇〇六年一一月三日付）

どちらの疑問に対しても、万波医師は新聞紙上などで反論している。

まず、がん再発のリスクに関しては、「四センチ以下の腫瘍（しゅよう）なら、移植後に再発する可能性は一パーセント以下」であると回答している。実際に、瀬戸内グループが修復腎移植をおこなった患者の多くは、その後も問題なく生活を送ることができていた。

一件だけ、尿管（にょうかん）がんの腎臓を移植されたレシピエントが二年後に肺がんで亡くなったケースがあり、各紙はそれを「がん再発で死亡」と断定的に報道した。だが、のちにその肺がんは「原発性（げんぱつせい）」、すなわち他臓器から転移したものではなく、当該の肺の内部で最初に発生したものだったことがわかっている。移植された修復腎からの転移ではなかったのだ。

「使える臓器ならなぜ本人に戻さないのか」との疑問に対しては、患者本人にかかる負担を理由に挙げて反論している。一度、摘出した腎臓を修復した上で本人に戻すことを「自家腎移植」というが、これは七～八時間にも及ぶ手術となり、患者がそれに耐えられない場合がある。そうでなくても、一度がんにかかった腎臓ならと、自分の体に戻すことを望まない患者もいる。

「患者をだましたわけではない」と万波医師は訴えている。患者にもすべて説明し、本人の意思を尊重した上で腎臓を摘出していたのだ。それが「使える腎臓」、つまり修復しさえすれば正常に機能する腎臓であるなら、ただ廃棄するよりも、腎臓の提供を熱望している別の患者に移植したほうがいい、というのが万波医師の考えだった。

レシピエントも、がんが再発するリスクがゼロではないことは知った上で、それでもつらい透析生活から何年かでも解放されるなら、という思いで移植を受け入れていた。

一方で、そうした意思確認が「書面」というかたちで残されていなかったことも事実だ。

週刊誌の過激なタイトル

日本移植学会などが示した否定的な見解を、多くのメディアがセンセーショナルに報じる中、万波医師について「医学的にその必要もないのに腎臓を摘出し、がんが再発するリスクがあるのにそれを別の患者に移植している医師」という認識まで広がっていった。

移植のために移植をする「移植マニア」としての万波医師のイメージは、こうして形成された。


「〝神の手〟医師　もう一つの疑惑の腎臓移植」

「腎臓ホリック　万波誠の〝猟奇的犯行〟」

「息子は万波のモルモットにされた」

週刊誌編集者の水野氏が当時担当した特集記事のタイトルの一例である。

「過激だと思いますね。当時はともかく、こうして時間が経ってから見ると、今このタイトルを掲げるのはけっこうきついんじゃないかなって」

水野氏はそう述懐する。同時に彼は、こうした過激な切り口も、「売らんかな」の思いだけで提示していたものではない、とも述べている。スクープを取りたいとか、担当記事を大きなものにしたいという思いは当然あっても、それが「売る」ことには必ずしも直結していない。

現場で記事を編集している人間としては、自分たちの調べたことに自信があるなら、それを正々堂々と目立つかたちでアピールしたい。その気持ちが大きかったのだという。

当初は、あくまで臓器売買事件の真相を探っていた。ほかのメディアに先駆けて、宇和島で臓器売買のドナーとレシピエントの双方から取材したりもしていた。その過程で、水野氏の中には大きな疑問が生じた。アクセスがいいとは言いがたい宇和島というこの小さな町に、どうしてこんなにたくさん移植を受けた患者がいるのだろう？

移植を受けた人には何人も出会うことができたが、ドナーはなかなか見つからない。では、腎臓はどこから来ているのか。そのあいだに、〝病気腎移植〟の問題が浮上してきた。それは疑問に対する回答のひとつにはなりえたかもしれない。しかし、ずっとこの謎を追ってきた水野氏には、万波医師の説明を即座に鵜呑みにすることはできなかった。

過激なタイトルを冠した一連の記事が書かれた背景には、そうした思いもあったのだろう。メディア全体の論調も、次第に「〝病気腎移植〟は是か否か」という方向にシフトしていき、水野氏としては梯子（はしご）を外されたような感覚を抱かずにはいられなかったようだ。

いずれにしても、週刊誌の記事としては、できごとの深層を掘り下げていったものを題材にせざるをえない。

「ディープなところというか、ほかのメディアが触れていないことですよね。それを書かなきゃならない。でないと買ってもらえないですよね、当たり前ですけど」

そう語る水野氏が週刊誌の特性を説明してくれた。週刊誌は、新聞やテレビとは違って、取材の成果を発表できる機会が週に一度しかない。それに、新聞やテレビのように、日常生活の中に溶け込んでいて受動的に享受されるメディアでもない。駅やコンビニで、読者が自ら手に取り、買ってもらうという「能動性」を誘い出す必要がある。

この問題について「もっと知りたい」と思ってもらわなければ成り立たない世界なのである。

「だから、そう思わせるようなことを書かないと、僕ら週刊誌の記事にはならないと思うんです」

もちろん、これは雑誌メディア全体が共有する問題である。水野氏が記事を担当していた週刊誌以外にも、当時、似たようなタイトルを掲げる記事を掲載した雑誌はいくつもあった。「万波医師が奪い去った老婆の腎臓」とか、「がんの腎臓移植・万波医師は『赤ひげ』か『移植マニア』か」といった調子だ。

問題は、こうしたタイトルの記事が一斉に世に出まわることで、「万波誠＝悪徳医師」というイメージが定着していったことだ。

「外から見れば、悪徳医師みたいな人が何かおかしなことをやっている、というふうに受け取ったんじゃないかと思いますよ。最初に臓器売買の疑惑があって、そこに〝病気腎移植〟の問題が上乗せされるかたちでしたからね。悪いことの上にまた悪いことをやっている、そういう目で見られてたんじゃないかと」

騒動当時に宇和島徳洲会病院の院長だった貞島氏はそう語る。

厚労省と日本移植学会からの批判

修復腎移植の問題がクローズアップされてから、厚労省が指揮を取るかたちで、詳細な調査が始まった。外部の有識者や、日本移植学会をはじめとする関係学会から派遣された専門医などから構成される複数の調査委員会が、瀬戸内グループによる四二件の修復腎移植手術に関する事項を一つひとつ検討したのである。

複数の調査委員会から聴取を受けた貞島氏が、当時を振りかえる。

「移植学会と国が一緒になってね、要は〝こんな医療は絶対に認めない〟という姿勢で臨んでくるので、こちらとしては反論のしようもなかったんですね。もう、本当に一方的でした。そこにまたマスコミが批判を重ねてくる。だから三者一体でね、国と移植学会とマスコミが三つ巴（みつどもえ）で向こう側について、一緒になって私たちを責めてくる、というような構図になっていたんです」

厚労省と日本移植学会からの批判は激しく、修復腎移植に端を発した診療報酬不正受給問題では、いっとき宇和島徳洲会病院と市立宇和島病院は、保険医療機関としての指定を取り消される瀬戸際まで追いつめられている。同時に万波医師も、保険医登録を取り消されそうになっていた。

この一件は、聴聞会を開こうとしていた愛媛社会保険事務局側の不手際でうやむやになり、結果として市立宇和島病院と万波医師が二〇一二年八月に「戒告」を受けただけで事態は収束した。だが、貞島氏には、当局がこちらを「悪」と決めつけているようにしか見えなかった。

それでも貞島氏ら宇和島徳洲会病院サイドの人々には、自分たちはそんなに悪いことをしていないという思いがあった。たしかに手続き上の瑕疵がいくつかあったことは否めないにしても、修復腎移植が最終的には患者のためになっていると信じていた。

「だから、外であれだけ騒いでいたわりには、病院の中はすごく静かでしたよ。みんなでがんばってやっていこう、という感じで」

日本移植学会としては、自分たちの統制が及ばない「田舎」の病院で、何かわけのわからないことがおこなわれ、それなりの実績を挙げているという、そのこと自体が受け入れがたい。それで面子をつぶされたような思いがあったのではないか。私にそう説明した貞島氏が、続けてこう語った。

「そういう学会の面子がどうこうということより、患者さんにとって本当にためになることはなんなのか、そういう観点から考えてほしいですね。その上で、修復腎移植の是非についても考えていくべきなんじゃないでしょうか」

ともあれ、この一連の騒動を通じて、万波医師もかなりの傷を負ったことはまちがいない。おそらく相当なショックを受けただろうと貞島氏は踏んでいる。それでも万波医師は、騒動の前と後とで、姿勢を変えることは一切なかった。

「病院から見れば、万波先生は非常に困った人ですよ。わがままというか、自分が思いついたことを相談もなくやってしまう人ですから。まわりのことを考えていない。市立（宇和島）病院からこっちに移ってきたのも、いろいろ変わったところがあるせいで折り合いが悪くなったことが原因でしたし。そういう人を周囲から支えるのは、本当にたいへんなんです」

そう言ってから、貞島氏は付け加えた。

「でも一方で、すごく患者思いの人でもある。患者さんが困っていたら助けてあげようという思いしか持っていない。純粋なんです。気持ちは常に患者さんに向かっている。だから否定できないんですよ」

この一連の騒動の中で、結果として看過されてしまった点がある。それは、修復腎移植について、当の患者たちはどう思っていたのかということだ。

3　届かなかった患者たちの思い

透析という苦渋の選択

先に触れた「移植への理解を求める会」の副理事長・野村正良氏は、バッシング報道の渦中、万波医師を擁護する記者会見の中で、当時のメディアの姿勢を「患者不在の報道」であると批判している。日本移植学会をはじめとするエスタブリッシュメントの言い分を鵜呑みにするかたちで、メディアが万波医師らを糾弾し、患者側の本当の思いについてはなおざりにしているとの異議申し立てだった。

患者たちの本当の思いとはどういうものか。その多くは、野村氏自身の患者としての経歴や経験からうかがい知ることができる。

あらためて患者としての野村氏のプロフィールを紹介しよう。新聞記者として働いていたさなか、慢性腎炎を発症。三〇代後半に腎不全に陥り、以後万波医師の執刀で三度にわたって腎移植を受けた。最初の移植は献腎、すなわち生前に提供の意思が表明されていた人物からの死体腎だった。死体腎の移植を受けるためには、日本臓器移植ネットワークの前身である地方腎移植センターに移植希望者として登録した上で、条件の合致した腎臓が提供されるのを待たなければならなかった。

野村氏は仕事も続けたかったので、腹膜(ふくまく)透析を続けながら連絡を待った。幸運にも一年半で献腎の提供を受けることができたものの、それまでの一年半は本当につらい日々だったという。

透析とは、腎不全に陥(おちい)った患者に対して施される療法である。血液中の老廃物や毒素などを濾過(ろか)し、尿として体外に排出する働きをするのが腎臓であり、それが正常に機能しなくなったときに、腎臓の働きを代替させるのが透析である、と考えておけばいい。

一般に知られているのは、血液透析だろう。これは、血液をいったん体外に取り出し、透析器（ダイアライザー）と呼ばれる装置を通過させることで老廃物などを除去してから、浄化された血液を再び体内に戻すものだ。標準的には一日置きで週に三回通院し、毎回四～五時間は装置につながれたままじっとしていなければならない。長時間にわたって拘束されるので、普通の生活を営むことはむずかしい。

野村氏がおこなっていた腹膜透析はこれとは異なり、在宅や仕事中でもできる療法である。腹膜内に透析液を注入して四～八時間程度溜めておくと、血液から腹膜を経由して老廃物や余分な水分などが透析液側に取り込まれる。これを体外に排出することで血液の浄化が果たされる仕組みだ。通院の必要がない分、血液透析よりも融通が利きそうに思えるが、一日に四回も自分で透析液を交換しなければならないことを思えば、かかる負担はそう変わらない。

いずれにしても、透析にはさまざまな副作用がある。頭痛や吐き気などが代表例だが、現れ方は人によって千差万別のようだ。透析の合間には体内に老廃物や不要な水分が溜まる一方なので、体調は日増しに悪化するのだが、透析を受けて血液をきれいにすれば具合がよくなるわけでもない。特に血液透析の場合、通常なら二、三日かけて腎臓が濾過しているはずの老廃物などを数時間で除去することになるので、体力をかなり消耗する。透析後、しばらくはぐったりしている患者もいる。

野村氏自身、腹膜透析をしていた頃は、軽い頭痛や上がりっぱなしの血圧、体温調節の不全などに恒常的に悩まされていたという。「いつも風邪をひいているようなしんどい状況」が続き、こなせる仕事の量も、健康だった時代と比べると半減していた。何より感染がしやすいため、激痛を伴い、命にも関わる腹膜炎にたびたび襲われたという。

透析は一度始めると、基本的にその後は死ぬまで続けなければならない。もちろん、腎移植という別の手段に訴えればそこから逃れることはできるが、それもたやすい話ではない。前述のとおり死体腎移植を受けた人の待機期間は、平均一五年近くと言われている。

透析は必ずしも長命を保証するものではなく、五年生存率は約六〇パーセント、一〇年生存率は約四〇パーセントというデータもある（「2017年末の慢性透析患者に関する集計」日本透析医学会より）。移植を待っているあいだに亡くなってしまうケースも少なくない。

腎移植をめぐる葛藤

野村氏の場合、移植希望者として登録してから一年半後に献腎の提供を受けることができたが、これはかなり幸運なケースだ。再び劇的に健康な状態になり、健常者とほぼ変わらない生活を送りながら元気に仕事にも臨むことができるようになった。だが、移植して一二年が過ぎた頃に腎炎が再発し、移植された腎臓も機能不全に陥ってしまった。

次に考えたのは、生体腎移植だった。生きている人間から腎臓の提供を受けるというものだ。腎臓は左右にふたつあるから、一方を取り去っても生活にはほとんど支障がないとされている。ただし、先に述べたように臓器売買を避ける目的から、生体腎の提供は六親等内の血族、配偶者とその三親等内の親族からしか受けることができないと、日本移植学会のガイドラインはのちに定めている。

野村氏は当初、妹に話を持ちかけた。一度は本人も応じそうな態度を見せたのだが、まだ小さい子どもが三人いたことから夫が難色を示し、結局断られてしまった。それが原因で、兄妹仲が悪化し、その後も長いあいだ修復されなかった。

そのとき、実際に腎臓の提供に踏みきったのは、野村氏の妻・久美子さんだった。

「透析がうまくいかなくて、もうほとんど死にかけていると言ってもいいような、非常に苦しい生活を送っている私の姿を家内は見ていましたし、透析に比べて移植がいかにすばらしいかということもわかっていました。それで考えたあげくのことだったと思います。私自身、気が引けるところはあったんですが、それでまた元気になれるならと思って」

ただ、野村氏と久美子さんとは、赤血球の検査で判定するＡＢＯ式の血液型が違っていた。その場合、当時の技術では、手術の成功率は七割程度といわれていた。結果として、久美子さんから譲られた腎臓は生着（移植された臓器が、移植先の体内で本来の機能を果たすようになること）せず、一週間で取り出さなければならなくなった。

「家内も泣きましたし、私もショックでした。もらうんじゃなかったと思いました。元気な体に傷をつけてまで提供してもらったのに、なんにもならなかったわけですからね。なんのために切ったのかがわからなくなってしまった」

その時点で、野村氏は五一歳だった。もうこれ以上、誰かから腎臓をもらうわけにはいかない。かくなる上は、どれだけつらくても透析でしのぎながら、あと一〇年ほど、現役のあいだだけでもどうにか仕事を続けるしかないのではないかと思っていた。

そこへ万波医師が、修復腎移植の話を持ちかけてきたのであった。

難治性のネフローゼ症候群の患者がいて、病腎を取り出した上で、親族から腎臓の提供を受けることになっている。その手術で患者から取り出した腎臓を、野村氏に移植するのはどうか、という話だった。これはがんとは違って、病変部を取り除いてから移植するのではなく、病気の腎臓そのものを譲り受けるというものだった。

ネフローゼ症候群は、尿に大量のタンパクが出てしまうことで血液中のタンパクが欠乏し、結果として浮腫（むくみ）が起こる疾患だ。ときに、自身の体内にある細胞を異物と認識し、免疫反応が起こる自己免疫疾患として発症するものと考えられている。もしそうなら、免疫系の異なる別人の体内に移植されれば、同じ腎臓でもタンパクを出さない可能性があるのだ。

成功率は五分五分と言われたが、野村氏はふたつ返事でこの話に乗った。

「これが初めての腎移植なら、そんな腎臓をもらうのはどうかと抵抗を感じたかもしれません。でも、私は最初の腎移植で一二年間も健康な生活ができて、移植のすばらしさを身をもって知っていました。今回また移植を受けたとして、それが三年でも五年でももてばラッキーだし、もしもっと長くもつならもう言うことはありません。だから、迷いはまったくありませんでした」

野村氏に移植された腎臓は、最初こそタンパクを出していたものの、数カ月もするとほとんど出なくなり、以降一八年間、現在に至るまで正常に機能している。おかげで野村氏は、定年まで元気に働くことができた。

もちろん、これはあくまで、野村氏という一個人の経験にすぎない。しかし、こうした一連の経験は、腎不全などに苦しむ患者をめぐる問題の多くを、実にあざやかに描き出している。

透析がいかにつらいか。いつ果たされるかもわからない移植を待って、透析でしのぐ生活がいかに心身を消耗させるか。生体腎移植を受ける際に、親族間あるいは配偶者間でどんな葛藤が起こりうるか。提供を受けたにもかかわらず、それが生着しなかったときに、もらう側もあげる側もどれだけつらくせつない思いをしなければならないか――。

万波医師の支援に患者たちが立ち上がる

そしてもうひとつ、野村氏の経験は重要な事実を示唆している。

「病気で取り出した臓器を人にあげるのがいやだというような人には、一人も会ったことがありません。それで人一人の命が助かるんだったらどうぞどうぞって、皆さん言っておられます。そういう意味で、修復腎移植には大きな可能性があると思うんですね。だから一日も早く、修復腎移植を再開してほしいっていつも思っています」

通常、病気で取り出した腎臓は、ただ廃棄するだけである。それを使って別の患者が助かるなら、有効活用して何がいけないのか、という考え方である。また腎臓を提供する側がそういった意識なら、提供を受ける側も気兼ねはいらない。万が一その腎臓が生着しなかったとしても、野村氏が久美子さんに対して抱いたような悔悟（かいご）の念——提供した人を無駄に傷つけてしまったという後悔などは感じずに済む。

つまり、修復腎移植には、腎臓をもらう側もあげる側も、精神的な負担を感じずに済むという大きな利点があるのだ、と考えたのである。

もちろん、心停止もしくは脳死の判定を受けた死体腎の移植がもっと劇的に増え、平均一五年近く待たずに済むようになることこそが理想かもしれない。死体腎移植もお互いに気兼ねはいらず、また生きている誰の体を傷つけることもないからだ。ただ、現状でそれが現実的なシナリオたりえているかといえば、到底そうはいえない。

臓器移植法は二〇〇九年に改正され、死体腎に関しては、本人の生前の意思表示のみならず、家族からの同意があれば提供できるようになった。とはいえ、それ以降も死体腎移植の件数は増えておらず、年間に一五〇件程度にすぎない。腎移植手術自体の件数は年間に一五〇〇件以上となっているが、大部分は家族・親族からの生体腎移植だ。

一方、病気で摘出され、廃棄されている腎臓は、二〇〇七年の時点で年に二〇〇〇個前後あると推計されている（堤寛『病腎移植』禁止の動きに異議あり」『ミクロスコピア』二〇〇七年秋号より）。修復すればまだ使える腎臓も、その中には多分に含まれているはずだ。もしもそれを、移植に活用することができたら——。そういう観点から、修復腎移植を死体腎・生体腎に次ぐ「第三の道」として歓迎する声が患者のあいだから上がるのは、当然のことといわねばならないだろう。

万波バッシングをおこなうメディアの姿勢は、患者側のそうした心情や立場などを、結果として考慮していないものになっていたのではないか。

野村氏が副理事長を務める「移植への理解を求める会」の発足当初の目的はまさに、そうしたメディアの姿勢やその背後に存在する日本移植学会に対して抗議の声を上げることにあったという。

会の発足に伴って発表された趣意書には、こうある。

今回の腎移植問題で、宇和島徳洲会病院の万波誠先生とグループの先生方が、批判の矢面(やおもて)に立たされています。特に、他の患者さんから摘出した病気腎を、移植希望者に移植してきたことに対し、日本移植学会やマスコミは「ルールを無視したやり方」「不透明な医療行為」などと指弾しています。しかし、私たち患者側からすれば、これらの発言や報道は、患者を置き去りにした一方的な建前論と言わざるをえません。

万波先生やグループの先生方は、患者の命を助けることを第一に心を砕き、大きな実績を積み上げてこられました。おかげで、これまで多くの患者が救われてきました。私たちは先生方に、多大の尊敬の念と感謝の気持ちを抱いています。

高度な医療技術を持ち、中四国の腎移植を牽引してこられた先生方が、今後も医療活動を続けられるよう、私たちは、署名活動を通じて関係機関に要望していきたいと思います。

また、病気腎の移植は、献腎による移植が進まないなかで、新たな道を開くものとして、十分な医学的検討を加えたうえ、可能な限り進めていくよう、訴えていきたいと思います。

みなさんのご支援とご協力を、よろしくお願いいたします。

本来、患者と医師、そして学会は、よりよい医療を目指し、お互いに議論を積み重ねていくべき存在だ。いったい、なぜこのような事態に陥ったのだろうか。

一方向に走り出すことの危うさ

繰りかえすが、瀬戸内グループがおこなった一連の修復腎移植手術について、宇和島徳洲会病院をはじめとする関連の病院側に、手続き上の瑕疵があった点は否めない。

日本移植学会が二〇〇三年一〇月に改訂したガイドラインでは、生体間移植に関して、インフォームド・コンセントの徹底を促している。また、生体間移植は親族間に限定するとした上で、「親族に該当しない場合においては、当該医療機関の倫理委員会において、症例毎に個別に承認を受けるものとする」と定めている。一連の修復腎移植に関して、これらが守られていたとはいえない。

その点は、騒動当時、宇和島徳洲会病院の院長だった貞島氏も認めている。

「たしかに（インフォームド・コンセントの）文書がないんですよね。ちゃんと患者さんには説明されてるんだけど、では説明としてそれが残っているかというと、文書がない。もうひとつは、倫理委員会をそのとき、開いてなかったんですよね。それが病院として反省すべきところじゃないかとずっと思っていました」

こうしたことから、修復腎移植を「保険医療として認められていない術式」だったとする見方もできる。しかしその点にも、経緯からしてあいまいな面がある。というのも、修復腎移植を実施するにあたって、病院サイドは診療報酬審査機関などの公的機関とやりとりをして、了承されていた経緯があるからだ。

「そのことが途中でわかったんです、私がバッシングを受けている最中に。だけども一五年だか前の話なので、みんな忘れておったんですわ」

万波医師もそう証言している。

「それで、おまえらは保険医療を無視したことをやったろういうて攻撃を受けて、そのとおりですわ、いうことになったわけです。だからもう何も言えなかったですよ」

ただ、当時メディアがことさらにあげつらったのは、手続き上の問題ではなく、修復腎移植が「危険な医療」であるという点だった。がんで摘出した腎臓なら、患部を除去したとしても、そのがん細胞が残されていた場合、レシピエントに転移する危険を回避できないのではないかというものだ。

この点について、専門家としての立場から修復腎移植を擁護する論陣を張った人物も、いなかったわけではない。しかも、まだ騒動の渦中といっていいかなり早い段階でのことだ。広島大学名誉教授の難波紘二(なんばこうじ)博士(病理学)は、二〇〇六年一一月一四日付の「中国新聞」で、アメリカでのがんで摘出された腎臓が移植された成功例などを掲げながら、修復腎移植を「第三の道」として積極的に支持する姿勢を示している。

しかしその難波氏も、自らの意見表明を必ずしもすんなり果たせたわけではない。

「これは医療としては何も問題がないんじゃないかという考えを綴ってある全国紙に投書したところ、現在、わが社としてはこういう意見は扱えないという理由で却下されてしまったんですね。それで地方紙にお願いしてコメントを掲載してもらったのが、この一件に関わることになった契機です」

難波氏はその後も、瀬戸内グループによる修復腎移植を受けた患者の追跡調査などをおこないながら、医学雑誌にその結果を発表し、メディアの喧伝する「危険」がいかに根拠のないものであるかを訴えつづけた。だが、くだんの医学雑誌に、異論を唱える投書などは一通も寄せられなかったという。つまり、まともな医学論争に発展しないまま、自説が事実上黙殺されたと難波氏は感じざるをえない情況だった。

「だから、これは日本人の欠点かもしれないけど、一度ある方向にわーっと走りだしたら、途中で止まって考えることができなくなってしまうんじゃないですかね」

この難波氏の見方には、宇和島徳洲会病院の院長だった貞島氏が、国と移植学会とマスコミの三つ巴による激しい批判を受けているさなかに感じていたこととも通じるものがある。「ああ、こうして自分たちはつぶされていくのだ」という無力感。洪水のようにひたすら一方向に押し寄せてくる言説の波に、抗う手立てもないという感覚――。

その強大な激流の原動力となったものはなんだったのか。次章では、その背景を検証していきたい。

第2章　批判の背景

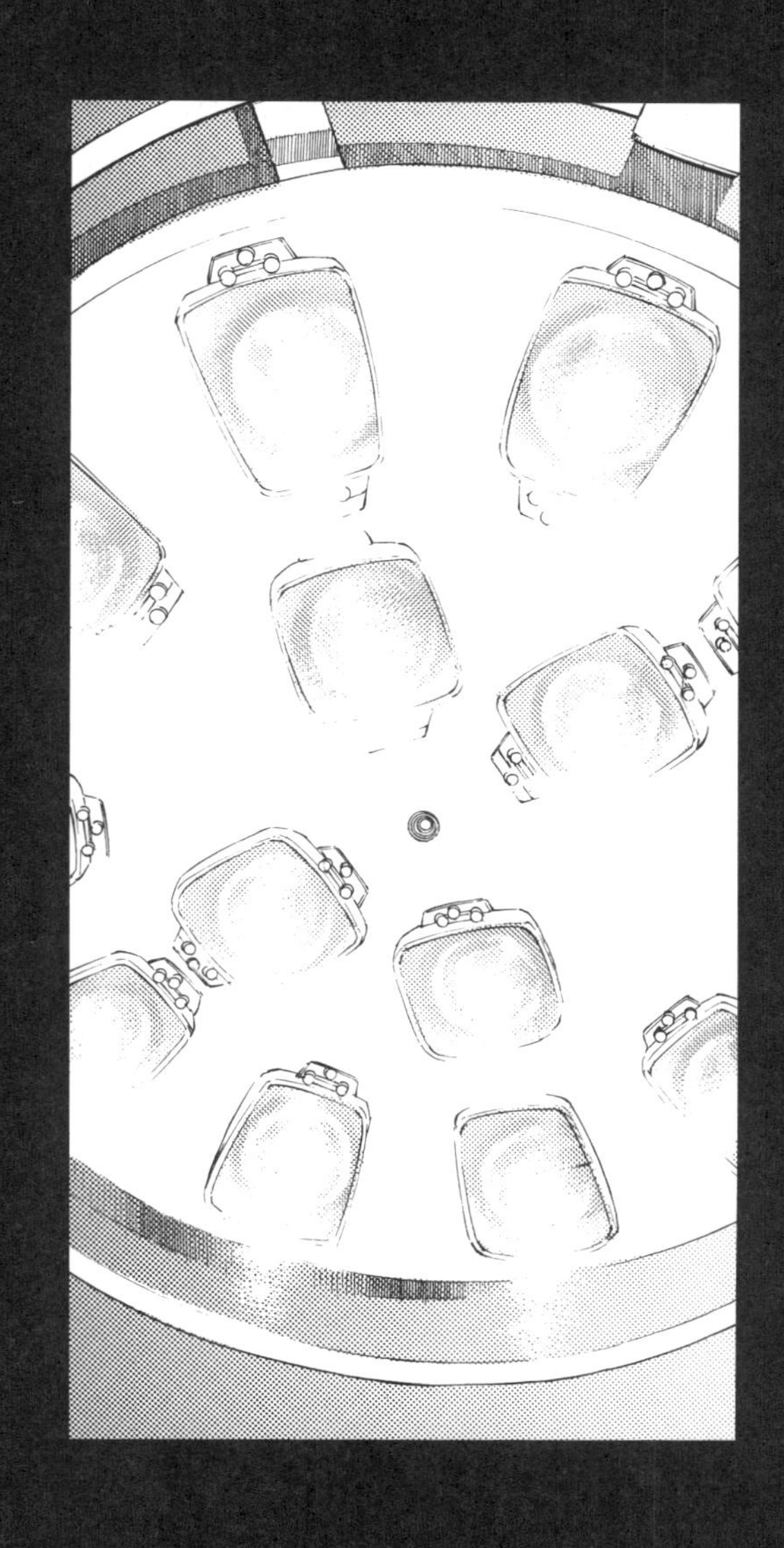

1　元移植学会幹部の〝告白〟

「人体実験」発言の真意

万波医師への痛烈な批判をおこない、メディアにたびたび登場したのが、日本移植学会副理事長（当時）であり、腎臓移植医でもあった大島伸一氏だ。瀬戸内グループによる修復腎移植を「人体実験」であると指弾した発言が、メディアによってセンセーショナルに取りあげられた。これまでほとんどおこなわれてこなかったような医療を、しかるべき手続きを踏まずに医師の独断でおこなったという点を批判したものだ。

しかし、この発言はなまじ激烈であっただけに、本人の真意をはるかに超えて一人歩きしてしまった感がある。

現在の大島氏は、国立長寿医療研究センターの名誉総長を務めている。高齢者医療を守備範囲とする組織の幹部であり、一見、腎移植問題とは縁が遠そうに見える。だが、もとは泌尿器科医としてキャリアをスタートさせた人であり、腎移植手術の専門家でもあった。宇和島の騒動がメディアで取りあげられた際に、日本移植学会としての見解を代弁するスポークスマンのような立場で矢面に立たされたのは、そうした経緯があってのことである。

私が大島氏のもとを初めて訪ねたのは、二〇一八年の年明け。国立長寿医療研究センターがある愛知県大府（おおぶ）市は小雪がちらついていた。松山で万波医師の周辺から取材をスタートさせた私にとっては、ある種、敵陣に乗り込むような緊張感を伴っての訪問だった。ところが、大島氏に会ってみると、彼自身が自らの置かれた立場に応じてこの問題に真摯（しんし）に向き合い、当時の状況や思いについても鮮明に記憶していることがよくわかった。医療をめぐっての社会に対する説明責任を、何よりも大切にしてきたという大島氏。彼が、今回の番組の撮影に応じてくれたことで、私たちは、もう一歩深い視点で、この問題に向き合うことになった。

前述のように、最初にメディアが飛びついたのは臓器売買疑惑だった。そこからの流れで修復腎移植問題がクローズアップされたとき、メディアはまずその道の権威としての日本移植学会に対して、宇和島の問題をどう考えているのかと問い合わせた。くだんの「人体実験」発言はその中で出てきたものだが、その発言に至った経緯について、大島氏はやや複雑な思いを抱いていたようだった。

「メディア、特にテレビから取材を受けると、こちらは一時間以上、一所懸命説明しているのに、特に向こうの見立てに合致した部分についてばかり何度もくどくどと似たようなことを訊かれて、ついイライラッとしてしまうんですね。そういう流れの中で、〝だからそういうのを人体実験というんでしょ〟という感じで、非常にきつい言葉を使ってしまったわけです」

一時間以上話しても、映像として使われたのはごくわずかで、全体の文脈などはきちんと説明されないままだった。その結果、ただ「人体実験」という激しい言葉だけが切り取られ、前面に押し出されていった。

修復腎移植そのものを全面否定するつもりは、大島氏にはなかった。そういった新しい医療に取り組むなら取り組むで、しかるべき手続きを踏まなければ、医療のあり方自体が問われることになる。——究極には、大島氏の主張はその一点に尽きていたし、その考えは当時も今も変わらない。ちなみに、大島氏は修復腎移植を「病腎移植」と呼んでいる。

「病腎移植は医学的にいいのか悪いのかという話をしているわけじゃなくて、それはまだ一般的な医療としては認められていないのだから、きちんと手続きを踏まなければならない、ということを言ったわけです。その言い方がヒステリックだったとか、それを〝人体実験〟と称したことなども含めて、いろんな伝わり方をしたということはあるにしても、結論はその一点だったわけですよね」

「手続き」にこだわる大島氏のこの立場や見解を理解するには、わが国における臓器移植医療の沿革や現状を押さえておく必要がある。

臓器移植医療の先駆と停滞

日本で初めての心臓移植手術がおこなわれたのは一九六八年八月、札幌医科大学でのことだ。和田寿郎(わだじゅろう)教授を中心とする胸部外科チームによる、世界で三〇例目に当たる心臓移植手術だった。当初、メディアはこれを、日本の医療水準が世界に引けを取らないことを示す事例としてもてはやした。だが、術後八三日目にしてレシピエントが急性呼吸不全で死亡したと発表されてから、風向きが変わった。この手術をめぐるさまざまな疑惑が噴出してきたのだ。

ドナーである溺水(できすい)事故を起こした大学生に対する処置は適切だったのか。脳死判定は適切におこなわれたのか。レシピエントは本当に、移植以外の手段では治癒が望めない状態だったのか――。それ以外にも疑わしい点が多々あったことから、この移植は刑事告発されるに至った。結果としては嫌疑不十分で不起訴となったものの、医療行為が刑事事件にまで発展したインパクトは小さいものではなかった。

この「和田心臓移植事件」をきっかけに、日本の移植医療は「三〇年遅れた」といわれている。疑惑がすっきりと解明されないまま終わったことから、脳死下における臓器移植それ自体がタブー視される風潮が醸成されてしまったためだ。わが国でこれに次ぐ心臓移植手術が大阪大学チームによっておこなわれたのは一九九九年、実に三一年もの空白期間を生んでしまった。

大島氏が特に問題視しているのは、当時の医学界がこの事件に対して取った対応である。「そのときに医学界はどういう対応を取ったのか。日本医師会もそうですし、日本移植学会もそうです。黙ってしまったわけです。あれは札幌医大が独断でやったことであって、われわれが関知することではないと。それが何に影響したかというと、医療不信ですよね」

医学界のその態度が、大きな社会的批判を引き起こし、ひいてはその後の移植医療の停滞にも結びついたのだと大島氏は考えている。世界では死体からの臓器移植がスタンダードになっているにもかかわらず、日本ではそれを推進しようという機運が高まらず、親族など生体からの移植が中心になっている。そのことも、当時のつまずきと決して無関係ではないという。

「ここで対応をまちがえたら、また和田移植のときの二の舞になるんじゃないか。また、移植医療が何十年という遅れを取ることになるんじゃないかという危機感がありました。最前線の当事者として、責任ある立場として対応しているんだという意識はありましたね」

この騒動では、ある対立構図の中で登場させられた大島医師だが、実は、腎臓移植の黎明(れいめい)期を担ってきた「たたき上げ」の医師でもある。

大島氏は、一九七〇年に名古屋大学医学部を卒業。社会保険中京病院でキャリアを開始した後、腎臓移植の術例を積み重ね、頭角を現してきた。旧帝大医学部の卒業生が学会の主流を占める中で、異例ともいえるキャリアである。移植医としての大島氏もまた、自身が移植を手がける中部地域において、いかに臓器提供を増やすかという課題に熱心に取り組んできた。

日本臓器移植ネットワークが設立されるのは一九九七年。それ以前は、移植を手がける医師たちが地域の救急医療現場などを口説いてまわり、移植の候補者が出た場合に提供してもらえるよう依頼することで、少しずつ移植のドナーを確保してきたのだ。

その一方で大島医師は、ある個人的な体験が、当時の発言の背景にあったのだと、私たちの取材に対して打ち明けた。

一九八一年、大島氏は無脳児からの腎移植をおこなったことがある。無脳児とは、脳が欠損した状態で生まれてくる先天異常で、多くの場合は死産か、生後まもなく死亡という道をたどる。欧米の論文を読むと、こうした子どもの体から臓器を取り出して移植に利用する試みが成功しているという。大島氏はそれに触発されて、自らも実施した。

「どうしたら臓器の提供が増えるのかということです。その問題意識は、それこそ宇和島の病腎移植と何も変わりませんよね」

医者として、特に移植医としては、どうにかして使える腎臓を手に入れたいという思いは強い、と大島氏は言う。自身が、万波医師と同じような現場での経験も積んできているからである。しかし、それだけになおのこと、万波医師の行為に割り切れないものを感じたというのだ。

臨床研究の手続きだとか倫理委員会といったものについては、取り決めもなされていなかった時代の話である。インフォームド・コンセントといった言葉も、まだ使われていなかった。そんな中で大島氏が無脳児から移植した腎臓は、一応レシピエントに生着して腎臓としての機能を働かせるようになった。

これはひとつの突破口になると思っていた。大島氏自身がそれを吹聴(ふいちょう)したわけではなかったが、どこからかメディアが嗅ぎつけて取材に訪れた。

「無脳児からの移植ということでは日本で初めての成功例でしたから、そういう切り口での取材なんだろうと最初は思ったんです。そのつもりで応じていたところ、『先生は、無脳児は人間だと思っていないんですか』とこう訊かれた。そこで私はグッと言葉に詰まり、返答に窮(きゅう)してしまったんです」

人間だと思っていると答えれば、「人間に対して、どうしてそんなことができるのか」という話になる。人間だと思っていないと答えれば、「人間というものをいったいどう考えているのか」と返される。どちらへ転がっても返答のしようがないと思った。

「だから、医療において何か新しいことをやるときには、きちんとした根拠のもとにしかるべき手続きを踏まなきゃならないんだと。そうでないと社会に対して説明できないんだということを思い知らされました。もはやそういうことを、医師個人の正義感や価値観だけで独断専行できるような時代ではないんだと痛感したわけです」

一度は芽を摘まれた修復腎移植

その後、医学界では徐々に、臨床研究のあり方などをめぐって、さまざまな仕組みが整備されていくようになる。そして修復腎移植騒動の当時、大島氏自身は、日本移植学会の副理事長であったことも含めて、医学界におけるリーダーの一人としての役割を担うような立場になっていた。

「その中で、今回の問題を学会としてはどう考えているのか、移植医療というものをどう位置づけているのかということを、社会に対してきちんと説明し、発信しなければならないと思ったんです。移植医療をこれからも続けていく以上、社会の中におけるその位置づけを明確にしておく必要があるという考えでした」

大島氏の一連の発言が、医学界のリーダーとしての自分の立場を強く意識した上でなされたものであったことがよくわかる。一医師としては大島氏も、目の前の患者をとにかく救いたいという万波医師の気持ちに理解を示している。

「目の前の患者さんを救うことがすべてだと。よくわかりますよ。問題は、そのためにどういう手段を使うか、ですよね。その手段によっては、医師本人や患者さんの判断だけでは済まされないところがある。というより、そういう枠組みの中でしか動けないようになってるんですね、日本の医療というのは」

大島氏が繰りかえし強調するのは、医療の持つ公共性である。保険医療であるかぎり、それは公共資源であることを免れない。そこには社会保険料や税金など、国民から徴収されたお金が投下されている。そうである以上、医療のあり方は否応なくその中での約束事に縛られることになる。それを無視したところに、医療は成立しえない。

新しい医療をおこなおうとするときにも、守らなければならないルールがある。新しい医療は、本当にいいものなのかどうかが実証されていない。それを野放しにするわけにはいかないため、さまざまな手続きで縛ることになる。たとえば、倫理委員会に諮ったり、臨床研究として届け出た上で事例を重ね、承認を得るといったことだ。

「そういう手続きを踏むという枠組みを、ここ二〇年ほどのあいだに国も行政もきちんと作っていこうという方向で動いてきましたよね。その中で起こったことですよね、この病腎移植っていうのは」

昔なら、医師の判断ひとつですべてが決まっていたところだ。もちろん保険医療であることに違いはなくても、医師が良心に基づいて行動していることが当然の前提になっており、患者はただそれを信用して身を任せるという枠組みが暗黙のうちに成立していた。しかしその後、和田心臓移植事件なども含めて、医療をめぐるさまざまな不祥事が明るみに出ていく中で、医療にもっと透明性を求めようとする機運が高まっていった。

社会が変われば、医療のあり方も変わらざるをえない。だが万波医師は、昔ながらの流儀のままで行動していて、医療が公共資源であるという認識からは遠いところにいる人だと大島氏は感じていた。

「万波さんって私も昔から知ってますけど、そういう意味では自分の信念を自分の流儀で通していくという生き方をしてきた人かな、というふうには思いますね」

大島氏自身は、社会の中で移植医療が、あるいは医療全体がどう見られているかということに非常に敏感だった。また、修復腎移植が騒動になった当時の対応の仕方も、そうした意識に基づいたものだった。

「自分の解釈がまちがっているかもしれない」という但し書きをつけた上で、大島氏はそんな自分と万波医師とを比較し、万波医師は「そういうことに無頓着で、むしろ社会と縁を切るようなかたちでやってきた人」なのではないかと捉えている。

一方の万波医師は、たとえば腎臓をひとつ移植するに際しても、患者一人ひとりの状況を見て、その患者が置かれた社会的条件なども含め、非常に複雑な条件の数々を総合した上で判断を下しており、その責任はすべて自分が負っているという。本人がそういった言葉を使っているわけではないにしても、それこそが医師の「良心」なのだと認識しているように見える。

「それはそのとおりですよ。臨床の現場で、医師がそのように対応しなければならないというのは。でもその医師自身も患者さんも、大きな社会的枠組みの中にあるのだということを忘れてはいけないんです。その社会も変わってきている中で、三〇年前、四〇年前と同じ流儀でやっていくと、当然ものすごく大きなズレが生じることになりますよね」

大島氏は、テレビなどの取材を通じては必ずしも真意が伝わったとは思えなかったこうした考えを、あらためて文章のかたちにまとめて発表している。その代表例は、修復腎移植騒動に世間の注目が集まった翌年の『日本医事新報』(二〇〇七年三月一〇日号)に掲載された時評「病腎移植の何が問題なのか―『二つの医療』と医師集団の責任」である。

そして二〇〇七年三月三一日には、日本移植学会、日本泌尿器科学会、日本透析医学会、日本臨床腎移植学会の四学会が、修復腎移植を「現時点で医学的妥当性はない」と断じる以下のような共同声明を発表する。

病腎移植という実験的医療が、医学的・倫理的な観点から検討を加えられずに、閉鎖的環境で行われていたことは厳しく非難されるべきである。

またこれを実施した病院には、この実験的医療を行うには、種々の手続きを含め体制が極めて不備であった。移植医療においては、ドナーの意思が尊重され、その権利が守られねばならない。今回の一連の病腎移植において、医学的見地からの問題やインフォームド・コンセントや倫理委員会等の欠如や不透明さが判明したことは、移植医療として多くの問題があったといわざるをえない。（日本移植学会ホームページより）

この声明を受け、二〇〇七年七月一二日、厚労省は「病腎移植原則禁止」の通達を、都道府県および政令指定都市の首長宛てに発布。修復腎移植は一度、その芽を摘まれることになる。

しかし、問題発覚から一二年が経過した二〇一七年一〇月には、厚労省の先進医療技術審査部会は、医療費の一部が保険適用となる先進医療として、修復腎移植を条件つきで承認するという見解をまとめ、発表している。

「原則禁止」まで一足飛びに突き進む前に、どこかで引きかえすことはできなかったのか、それは本当に不可逆的な流れだったのか、という疑問があらためて湧いてくる。

2 仕立て上げられた対立構造

万波医師VS日本移植学会という構図

大島氏が前述の時評「病腎移植の何が問題なのか」を発表した真意は、どこにあったのか。

くだんの「人体実験」発言ばかりがことさらに強調されているメディアの報じ方を見て、大島氏は「これでは真意は伝わらない」という危機感を抱いた。

「放映されていたのは一分かそこら、私が手を振り上げて、〝だからそういうのを人体実験というんでしょ〟という感じの強い調子で言っているところだけです。一時間以上話したうちのほかの部分は、すべて省略されていました。これではだめだ、と思いました」

大島氏の中では、メディアに対する不信感が一気に膨らみ、その後は生放送で電話での質問に応じるようなものを除けば、テレビやラジオの取材には一切応じなくなった。収録後に任意に編集されるようなものの場合、どこをどう切り取られ、どういう文脈に置かれて利用されるかがわかったものではないからだ。それでは、真意が伝わるとはかぎらない。

たとえば「人体実験」という発言ひとつ取っても、言いたかったのは、「正当な手続きを踏まずにむやみに新しい医療をおこなうべきではない」ということにすぎなかった。取材陣とのやりとりの中でつい感情的になり、「それは言葉をかえれば人体実験だ」というニュアンスのことを、強い調子で言ってしまったのだという。その一コマばかりがセンセーショナルに取り沙汰されている中で、本来言いたかったことの骨子が正確に伝わるだろうか。

「今、何を言ってもあとづけの話になってしまって、言い訳がましく聞こえるかもしれません。テレビからの取材で強い言葉を使ったのは事実で、それは今さら修正できませんから。そのかわり、私はかなり早い段階で、自分の考えを文章に残しています。その時点で客観的に言えることはきちんと書いています。修復腎移植は未来永劫認められないなんてことを私は言ってないんです。読んでいただければわかるはずです」

たしかに、大島氏がこの時評を発表したタイミングはかなり早かった。二〇〇七年の三月といえば、まだ騒動の渦中だった。五年、一〇年が過ぎて状況が変わってから、反省の念を込めて回顧的に書いたものではなく、その時点での見解を、テレビでは真意が正確には伝わらないことも含めて冷静に綴ったものだ。

そして大島氏が言うとおり、その中に修復腎移植を全面否定するような文言は含まれていない。手続きの不備を指摘し、医学的観点や、日本の医療のあり方全体との関係という観点から問題点を羅列している。その上で「ではどうすればよいのか」と疑問を投げかけ、これまでまともに議論されてこなかった生体腎移植の問題点についても、「社会全体で考える時期に来ているのではないか」という提起までしている。

時評を執筆した背景について、大島氏はこう述べている。

「医療をめぐる問題について社会全体で考えていく際に、医学的判断を軽く考えてはいけないというのが学会の立場です。でも、たとえば新しい医療をおこなうにあたって、絶対に安全だという保証がなければやってはいけないということまで学会が言うべきではないと思います。社会全体で考えた結果、リスクがこの程度なら、むしろ社会的なメリットが大きいから容認しようじゃないか、という判断に至るとしても、それはそれでかまわないと思うんですね」

この考えに基づけば、修復腎移植問題は、生体腎移植のあり方を考えるための、健全な社会的議論を起こす恰好の契機になりえたはずだ。しかしものごとは、そうした方向には進まなかった。

時評が発表された時点で、大島氏の過度に攻撃的な姿はすでにメディアを通じて拡散し、世間のイメージとして定着してしまっていた。大島氏の言葉を借りれば、「修復というのが、なかなかむずかしい状況」になっていたのである。

この時評の最後に、「どうもすっきりした気持ちになれない」と記した大島氏は、次のように続ける。

古来、わが国で悪の象徴と言えば、権威・権力を嵩にきて、庶民や農民などの弱い者いじめをするお代官様である。医療の世界における権威・権力とは大学、学会等の教授、理事長、総長などであり、かく言う私がその立場にある。

そうした人間が、患者のために私利私欲を捨て地域で頑張っている医師を糾弾している――。今回の事件は、国民にはそんな構図に映るのだろうかとも考えるが、それだけではないようだ。「権威・権力の座についたあなたたちに、事件を起こした医師を責める資格が本当にあるのか」と問われているように思えるのである。（大島伸一「病腎移植の何が問題なのか」『日本医事新報』二〇〇七年三月一〇日号、一一四頁）

交わらない平行線

メディアでは、大島氏の発言が大きな原動力のひとつとなって万波バッシングが起きていたが、一方、大島氏は大島氏でバッシングを受けている。万波医師を支持する患者団体などからの攻撃である。

「〝移植医療の悪の権化〟みたいな言い方をされてましたね、私は。テレビでも、私を名指しで批判するプラカードを掲げた人たちの姿を見ましたし」

当時、大島氏はインターネットをあまり見なかったが、今検索してみると、この問題については無数の意見が飛び交っていて、その中でも大島氏は苛烈な批判にさらされているという。

「私なんか、ぼろくそに、人でなしのように言われてますよね」

そうした批判の中には、すぐれた術式を編み出した万波医師へのやっかみから、大島氏が否定の論陣を張っているのだと見立てるものもあった。

いずれにしても、本質からずれたところで議論が進み、感情的な対立構造ばかりが際立ってしまっていたことは否めない。

日本移植学会は、当事者たちとも話し合いの機会を持っている。一部の国会議員が仲立ちをするかたちで、厚労省と学会、そして患者団体が一堂に会し、意見を交換しようとしたことなどがそれに当たる。しかし、大島氏に言わせれば、それは話し合いとはいえず、「怒鳴り合い」に近いものだった。

「怒鳴り合いというか、怒鳴られっぱなしというか、自分ではそんな印象を受けていました。なんだか学会が悪いことでもしているみたいな。それはちょっと被害妄想なのかもしれませんが」

万波医師は万波医師なりに、患者のため、ひいては社会のためになることをやろうとしてきたのであろうことは、大島氏も理解している。しかし学会は学会で、また違った立場から、やはり患者や社会の益を考えて立ち位置を決めているのだ。究極には同じ目的を目指しているはずなのに、お互いがお互いを認めようとせず、すべてが平行線になってしまうような状態が続くことになった。

この取材を始めてから、何人かの医療専門家が指摘していたことがある。本来、この修復腎移植の問題は、「社会」という公共の場で論じられる以前に、医学というアカデミズムの内部で論争すべき問題だったという意見だ。

一見すると、一般には受け入れがたい手法であったり、標準から外れた手法であっても、そこから新たな知見や治療法が得られることは、医学の進歩の中では往々にしてあるというのだ。そうした知見は、学会などの場で発表され、厳しい批判や論争にさらされながら、時に医学の進歩に寄与していくという。

むろん、大島氏が指摘するように、そういった手法や術式は臨床研究や倫理委員会などを通し、関係者の十分な同意を得た上でおこなわれるべきものであろう。しかし、万波医師にはその意思があまりなかったように感じられる。

前述の時評で指摘しているように、修復腎移植の問題がアカデミックな議論の俎上にのぼることを、大島氏は望んでいたように思える。しかし現実には、アカデミズムを挙げての検討がおこなわれることはなかった。

結果として、〝病気腎移植〟そのものの是非が、「社会」という場にむき出しのまま放り出され、委ねられたように感じる。そのことこそが、この修復腎移植の問題がたどった悲劇のひとつであるように思う。

二〇〇八年一二月、「移植への理解を求める会」の支援のもとに、七人の腎不全患者が、日本移植学会の幹部五人を相手取って、松山地裁に損害賠償請求訴訟を提訴した。患者たちの主張は、修復腎移植の医学的な妥当性に関して、学会幹部が否定的な発言をしたことによって、修復腎移植を受ける患者の権利が奪われたというものだ。

「移植への理解を求める会」は本来、これと並んで厚労省への国家賠償請求も提訴するかまえだったが、「修復腎移植を考える超党派の会」（修復腎移植に理解を示す超党派の国会議員連盟）が組織され、修復腎移植について前向きな検討がなされるとわかったことから、そちらは延期（のちに中止）となった。

また、当時の日本移植学会は任意団体で法人格がなかったため、学会の幹部らが被告として選ばれたという経緯だ。その中には、副理事長としての大島氏も含まれていた。判決が下ったのは二〇一四年一〇月で、原告らの請求は棄却された。さらに、二〇一六年一月には控訴審判決でも請求が棄却され、原告は上告を断念した。

裁判沙汰になってしまえば、もはや話し合いの余地もない。これ以外のシナリオはありえなかったのだろうか。大島氏が述懐する。

「本来であれば、フェアな立場で社会がこの対立の審判役を担ってくれればよかったんだと思いますよ。そういう場合の〝社会〟というときにまず思い浮かぶのはメディアです。今から思えば、この一連の騒動の中ではそういう役割が欠落していたなという感じがしないでもないですね」

当時の報道を検証するにつれ、メディアが「フェアな立場」で「対立の審判役を担」うべきという大島氏の言葉の意味を、私は考えさせられた。実際には、メディアはその真逆の役割を担ってしまったのだから……。

万波医師と大島氏を隔てる長い距離

大島氏は、さまざまな批判にさらされる中で、もっともこたえたのは、患者から非難されたことだったと言う。

「医師や、ほかの医療関係団体との争いなら、正面から堂々と受けて立ちます。でも、患者さんからあれこれ言われるのはつらいことです。宇和島の患者団体からも、私が患者のことを何も考えていないという非難をまっこうから受けました。これは絶対に喧嘩にしてしまってはいけないと思っていましたが。おまえらはまともな医療なんてやっていない、医療をいったいなんだと思っているんだ、といったことを患者さんから言われるのは、耐えられないことです」

権威を帯びながらも、どこか寂しげな大島氏のこのたたずまいを見ていると、万波医師との違いがいっそうくっきりと見えてくる気がする。同じ泌尿器科医としてキャリアをスタートさせていながら、二人は対照的な道を歩み、現在では対極的といってもいいほどかけ離れた位置に立っている。

「そんなに親しかったわけではないけど、若い頃、万波さんとは何度かいろんな場所で顔を合わせたことがあって、なんとなくシンパシーを感じていたんですよ。似たような環境でどちらも移植をやっていたから、お互いに共鳴しあっていたんじゃないかと。私が勝手にそう思っていただけかもしれませんが」

万波医師はその後も、地域医療にどっぷりと身を浸す一医師としてのスタンスを貫きつづけた。対する大島氏も、権威にはむしろ反発を感じながら執務していた時期もあったものの、気がつけば権威の中枢のようなところに収まっていた、と述懐する。

最初から権威ある立場を目指していたわけではなくても、節目は必ず訪れる。教授にならないかと声がかかればそれに応じ、国立長寿医療研究センターができたときに初代総長として呼ばれればまたそれに応じる、ということの繰りかえしだった、と言う。

「拒否することもできたんです。泌尿器科医としてやってきた人間が、どうしてあまり関係のない高齢者医療の組織の、しかも管理者にならなければいけないのか、と拒む選択もあったわけですよね。でも私は、チャンスとしてそれをつかんだ。なんでつかんだのかと訊かれても、なかなかひとことでは答えられません。地位と名誉が欲しかったんだろうと言われればそれまでの話です」

一方の万波医師は、あくまでも現場での臨床にこだわり、病院内で昇進の話があってもことごとく断っていた。

「その中で私は、どちらかといえば常に地位の上昇を選んできました。責任ある立場で、日本の移植医療を変えていきたいという思いもあったからです。万波さんはずっと立ち位置を変えなかった。町医者として、田舎医者としてね。どっちがいいとか、どっちが偉いかという話ではまったくありません。ただ、ある程度以上の立場になって、組織の、あるいは社会全体のリーダーの一人として振る舞わなければならなくなると、社会的な役割だとかそういうことは十分に認識して動かざるをえなくなるということですよ」

決して交差することのない、ねじれの位置にいる二人の医師。この二人を分かつとてつもない距離が、そのままこの問題の根の深さを物語っているように見える。

3 〃病気腎移植〃をめぐる論争

修復腎移植への批判とその正当性

大島氏の当時の発言は、ある種の誤解を伴って、少なくとも一定のバイアスがかけられた状態で社会に拡散してしまったように思われる。これが一二年前に書かれたものだという事実は当然踏まえた上で、現時点での検証を試みながら、何人かの意見を紹介していきたい。

瀬戸内グループによる一連の修復腎移植について、大島氏はさまざまな方向から批判を加えているが、最初に問題視しているのは、がんで摘出した腎臓を移植に利用している点である。

「非自己」である別人の臓器を体内に取り込む移植医療では、免疫抑制剤による制御が不可避だ。免疫を抑えなければ、移植された臓器が異物として攻撃されてしまうからだ。

そのことを指して大島氏は、「低免疫状態という生体環境下では癌（がん）が発生しやすく、癌細胞が増殖しやすいこと、また、ある種の免疫抑制剤は癌細胞の増殖を促進させること」から、「移植医療では、癌は感染症と同じように忌避」されるとしている。病変部分を取り除いた上で移植したとしても、わずかながん細胞が残っていて、移植先の体内でそれが増殖するリスクを問うたものだ。

病腎移植を行った医師（主治医）は、「癌細胞は非自己として拒絶されるので、移

植しても問題ない」と主張しているようだが、医学的には根拠がない。（大島、前掲誌、一〇七頁）

あえて名指しはしていないが、ここでいう「主治医」とは、もちろん万波医師のことである。そして万波医師は実際に、騒動の当時からそういう意味の発言はしていた。また、今回の取材でのインタビューでも、同趣旨の発言があった。

「レシピエントにとっては、がん細胞も異物ですからな。異物いうのは排除されるわけですからな。だからたとえがん細胞が（修復の結果除去しきれずに）少々残っておったとしても、移植後にそれが増殖するリスクはそれほどないんじゃないかと、もともと思うとったですよ」

もちろん、それは仮説にすぎないし、いずれにしてもがん再発のリスクをゼロにはできない。なんの病変部も持たない若いきれいな腎臓が一番いいことは、万波医師も重々承知している。しかし、そんなきれいごとばかり言っていられないという現実が目の前にあったという。死体腎のドナーは圧倒的に不足しているとして、こう続ける。

「だから多少リスクがあってもじゃな、今の透析の苦しさから一年でも二年でも解放されるんじゃったら移植してほしいと言う人がおるんですよ」

ドナー不足は大島氏も認めており、「臓器不足は日本の移植医療における際(きわ)だった特徴」であると述べている。それでも、がんに冒された臓器を移植するなど考えられない、というのが大島氏の立場だ。

この点については、瀬戸内グループによる四二例の修復腎移植の追跡調査をおこなった難波氏が、後年の研究を踏まえ、万波医師の見解を明瞭に擁護している。

「大きな誤解がありましてね」

そう切り出した難波氏が「誤解」の経緯を説明する。二〇年ほど前までは、移植した臓器にがんが発生した場合、それがドナーに由来するものなのかレシピエントに由来するものなのかを明確に区別する方法がなかった。したがってそういう場合、がんはドナー側から持ち込まれたものだとする学説が有力だった。ところがその後、遺伝子解析が発達したおかげで、二〇〇〇年代に入ったあたりからは、その区別が可能になった。

その結果、肉眼で見てがんによる病変部がないと確認された上で移植された臓器に、その後、がんが発生したとしても、ほとんどの場合、それはレシピエント側にあったがんが転移したものだということがわかってきた。難波氏が続ける。

「小さながんを取り除いて移植した臓器については、長期追跡の結果、ほとんど再発がないということがわかっています。それが現在の国際的な常識です」

二〇一一年にアメリカで、疾病伝達勧告委員会（DTAC）が専門家を集めて開催された。その報告によれば、直径四センチメートル以下の小径(しょうけい)がんのある腎臓を修復して移植した場合のがんの再発リスクは、わずか〇・一～一％と推計されている。

瀬戸内グループによる修復腎移植四二例を見ても、尿管(にょうかん)がんの腎臓を移植されたレシピエントが二年後に肺がんで亡くなったケースが一件だけあったものの、そのがんが移植された腎臓から転移したものでなかったと判明したことは、前に述べたとおりである。また、がんが再発するかどうかにかかわらず、その四二例については、移植後の生着率、生存率ともにそれ以外の腎移植と遜色がないというデータも出ている（これについては第４章で詳述）。

捨てる腎臓に使えるものがある

次に大島氏は、医療に関する社会の常識や学会のルールなどに対して、万波医師が無関心である点を批判している。

和田心臓移植事件に端を発する医療不信などへの反省から、「医療を社会に開かれたものにしなければならないという大きな流れ」が形成されてきたことに触れつつ、万波医師が、そのために必要な手続きを軽視して、「実験的・研究的医療の範疇（はんちゅう）に入るもの」、すなわち修復腎移植を独断でおこなった点を鋭く指摘したものだ。

大島氏は、修復腎移植について、「そもそも主治医らに実験的・研究的医療の範疇に属すという理解や認識があったのか」という疑問を呈している。これに対して万波医師は、修復腎移植が標準的な医療ではないという自覚は最初からはっきりあったと、次のように認めている。

「がんの腎臓を移植したいうたら、移植学会とか泌尿器科学会からそんなのは邪道じゃいう人が絶対出てくると思うとったですよ。せやからあまりおおっぴらにしようともなかったですよ。一例こなすたびに、いつももうこれを最後にしようと思いよったもん」

それでも、悪いことをしているという認識は、万波医師にはなかった。

大島氏に言わせれば、それは「人体実験」である。「人体実験」という語は、瀬戸内グループによる修復腎移植を直接指したものではないものの、この時評の中でも使われている。

これらの（医療の）進歩発展の歴史の裏には、医師や研究者の熱意が暴走につながったり、戦争等の特殊な時代的背景が人間の理性的判断を誤らせ、人を救済するという大義の下、人体実験としか言いようのない暴挙につながってしまった例がある。（大島、前掲誌、一一一頁）

「大島先生みたいな偉い先生がそう言うんやから、それはもうそれでええと思いよったですよ」

こう話す万波医師は、続けて淡々とこう述べた。

「何を言われても私はよかったんですわ。あまりこたえなんだですわ。とにかく、捨てる腎臓の中にまだ使えるものがあるいうことは、前からわかっておったんですわ」

もっとも大島氏は、万波医師が医学界のルールを守らないことについて、一定の留保を加えている。万波医師が日本移植学会の会員ではなく、学会のガイドラインに従うべき立場にないからだ。

万波医師が臓器売買事件に巻き込まれたのは、もとを正せば、ドナーがまちがいなく

（日本移植学会のガイドラインに定める）親族に当たる人物であるかどうかの確認を怠っていたことにも原因があるのだ。一方で大島氏は、「主治医は（日本移植）学会の会員ではなく、学会の倫理指針に従う義務はない」とも述べている。

言いかえれば、万波医師の行動に対して法的な規制を加える手段は存在せず、「今後ともこれまでのやり方を改めてもらうことはできない」ということになる。その上で、「これは理屈はどうあれ、非常に納得しにくい構図である」と大島氏は述べている。

学会が制御できる医療とそうではない医療。この「二つの医療」が日本に事実上並立していることに対して、大きな疑問を投げかけているのである。「そうでない医療」だからといってどんな行為がおこなわれてもよいというわけではない。この点は、メディアが万波医師への批判を強めていった一因にもなった。しかし、当の万波医師には、日本移植学会に所属していないことについて、ことさらな意図はないようだ。

事実、万波医師は日本泌尿器科学会の一員であるし、日本移植学会にもかつては所属していた。しかし、会費を滞納していたために自然退会となり、その後も学会に所属していないことでこれといって困ることもない。だから、入会しなおすことを考えなかったのだという。

大島氏はまた、腎臓の摘出について以下のようにも述べている。

　腎臓の外科的疾患に対する泌尿器科診療の原則は、腎臓の機能が十分残っていれば腎臓を残すことである。腎摘出しなければならないのは、腎癌のような悪性疾患や、腎機能が廃絶し、かつ腎臓を残すことが身体に悪影響を与えると考えられる場合だけである。（大島、前掲誌、一〇九頁）

このことは、万波医師が修復腎移植の際に摘出した腎臓が、本当に摘出しなければならないものだったのか、という疑問につながっている。逆にいえば、そうして摘出した腎臓を、「どうせ捨てるものだから」という理由で、修復して別の患者に移植しているのだとしたら、その「捨てる」ということを誰が決めているのかといった疑問も、ここには重なっている。

　再発も転移もしないような癌なら、なぜ本人に残さなかったのか。腎臓が捨てられる前に、この疑問にきちんと答えなければならない。（大島、前掲誌、一一一頁）

つまり一連の修復腎移植が、「移植ありき」で進められてはいなかったかと大島氏は問いかけているのである。

この点に対して万波医師は、腎臓を全摘（部分切除ではなく、丸ごと摘出すること）せざるをえないケースが往々にしてあることを強調した上で、こう語っている。

「残しとったらその人に害がある場合は摘出するんですわ。がんが小さくても、尿路とか腎盂とか、それから血管の周囲とかにある場合は、部分切除では技法的にもむずかしいし、がんを残してしまう恐れもあるし」

そうした場合、腎臓はいったん全摘せざるをえない。その上で腎臓を冷やし、冷水の中で顕微鏡を使ってがんの部分を取り除くのだ。修復腎移植に用いていたのは、そういう腎臓だった。問題は、そうして別の患者に移植できるほど状態がいいものなら、なぜ本人に戻さないのか、という点だ。大島氏の疑問の焦点はそこにあるわけだが、万波医師はこの点に関しても否定的だ。

前章でも述べているとおり、一度取り出して修復した臓器を本人に戻す術式は「自家腎移植」と呼ばれるが、これは長時間の手術となり、患者にかかる負担も大きい。また、技法的な難易度も高くなるので、成功する保証もないという。

「それをするよりは、そういう腎臓なら捨ててくれ言う人が非常に多いわけです。腎臓いうのはふたつあって、ひとつなくなってもなんちゅうことはないから、捨ててくれと。(修復腎移植には) そういう腎臓を使うわけですからな」

万波医師や周囲の患者たちの証言を聞く中では、移植をせんがために万波医師から患者への誘導的な説明があったという話は、まったく聞くことがなかった。

しかし、長年にわたって付き合いを続け、全幅の信頼を置く医師から腎臓摘出の可能性を告げられたら、患者はどう反応するのだろう。誘導されるまでもなく、その提案に従う患者がいてもおかしくはない。だからこそ、現在の移植医療では、ドナーコーディネーターという第三者による確認やインフォームド・コンセントが制度の中に位置づけられている。

だが、当時の宇和島徳洲会病院では、第三者を含めた分業などは機能していなかった。ドナーに対しても、レシピエントに対しても、実質的なケアは万波医師がほとんど一人でおこなっていたといっていい。

「いつも、もうこれを最後にしようと思いよった」

さらに、大島氏が掲げる次の疑問もまた、この問題全体に大きな波紋を投げかけているように思える。

仮に患者が腎臓を「捨てる」ことを選択したとしても、その臓器の配分が公平に行われたかについては、提供臓器の移植対象者として、どのような理由と経緯で特定の患者を選び移植したかが不明である。（大島、前掲誌、一一一頁）

死体腎の場合には、日本臓器移植ネットワークがルールに従ってレシピエントとなる患者を厳密に選択しており、そこでは可能なかぎりの公平性が担保されている。一方、瀬戸内グループによる修復腎移植において、どの腎臓をどの患者にどういうタイミングで移植するかは、まったくの任意で選択されていた。この点には、たしかに大きな問題があったかもしれない。

「西（光雄）先生や光畑（直喜）先生や私の弟（万波廉介医師）や、みんな岡山や香川や広島で医療しよるわけでしょ。その人らに、もしふさわしい腎臓があったら知らせてほしい、こちらにはこういう患者がおるから、いうて連絡はしとったですよ。実際その人ら経由で腎臓が来たんですわ」

瀬戸内グループ内で、移植に使えそうな腎臓を融通し合っていた事情がうかがい知れる万波医師の言葉だ。そこで恩恵にあやかれるのは、グループの医師が直接病状を知りえた、地域の特定の医療機関にかかっている患者だけである。そのことに問題がなかったとは、やはり言えないだろう。

当時、その点を問題視していたのはメディアも同じだったが、万波医師へのメディアの関心が臓器売買疑惑からスタートしていただけに、あらぬ臆測がそこに付随した。

「移植の順番はどうやって決めたのか。お金をたくさん払ってくれた患者を優先したのではないか」

そういう趣旨の質問を、当時の万波医師はメディアからたびたび浴びせられた。移植を優先的に受けさせる見返りとして、患者から医療費以外の金品をせしめていたのではないかという見立てだ。

もちろん、そんなことは事実無根だった。では、実際には移植を施す患者の順番をどうやって決めていたのかと訊くと、万波医師はこう答えた。

「そんなことはまったく考えなかったですよ。ただ目の前におる患者さんが、透析がつらいとか、透析しとったら仕事ができんとか、家の中で立場がまずくなるとか訴えてきて、移植してくれ、言うてくるわけですからな。そういう人がおるときに、たまたまいい腎臓が手に入ればそれを使ったいうだけのことですから。順番も何もあらへんです」

注目すべきは、万波医師がこのあとすぐに続けてこう言っていることだ。

「そういう移植をこれから続けてやるいうつもりもまったくなかったですからな」

これは、そうした修復腎移植を実施するたびに、「いつも、もうこれを最後にしようと思いよった」という、先に引いた万波医師の発言と共鳴している。つまり万波医師自身には、修復腎移植を移植医療の一端を担う新しい術式として、あえて体系化していこうとするような意思はなかったのである。

万波医師の目に映っているのは、あくまで「目の前の患者」だった。「目の前の患者さんを救うことがすべてだと。よくわかりますよ」と大島氏も言っている。万波医師の行動規範は、それ以上でもそれ以下でもない。ある意味では、場当たり的な対応ともいえる。

すでに何度か引き合いに出した難波氏は、移植医療における「第三の道」として修復腎移植を称揚しているが、その道を切り拓いた当事者である万波医師自身は、そうした見立てに対して驚くほど無自覚だ。

「（問題が発覚して攻撃されている中で）でも、とにかくドナーが足りないのですわ。そういうところから、（親族からの）生体腎でも死体腎でもない、捨てる腎臓を使う〝第三の移植〟いう考えが出てきたわけです。最初からそういうようなことは、夢にも考えたことはなかったです」

この発言からもわかるように、万波医師はあくまで、臨床の現場の論理だけで動いている。それがいいことなのか悪いことなのか、長期にわたる取材を続けてなお、私には答えを出すことができなかった。そのことは、修復腎移植批判と並んで大島氏の時評を彩るもうひとつのテーマ、「二つの医療」という問題に直結している。

「二つの医療」のはざまで揺れる臓器移植

先にも述べたように、「二つの医療」とは「学会が制御できる医療」と「そうではない医療」のことである。正当な手続きを踏まずにおこなわれた一連の修復腎移植は、日本移植学会から見れば「標準を外れた医療」にほかならない。

だが、世間一般では必ずしもそうは受けとめられておらず、「主治医に直接世話になった患者のみならず、相当な有識者にもこのような医療のあり方に対する共感があるらしい」と大島氏は指摘している。これは、新しい技術を使った不妊治療などにも見られる構造だ。

学会としては、科学的根拠を基に医療の質と安全を確保するという基本姿勢や倫理的態度を崩すことはできず、そうした事態に直面すると当惑してしまう。すなわち、明らかに矛盾している二つの医療のあり方を社会が認め、求めているように思えるからである。（大島、前掲誌、一一三頁）

この点について、「どちらがいい悪いという問題でもないのではないか」と述べているのは、生命倫理学者の粟屋剛（あわやつよし）教授である。

粟屋氏は、臓器移植をめぐる世界の情勢に通じていたことから、修復腎移植のことを知って強い興味を喚起され、この問題を詳しく調べはじめた。

「〝悪魔の医師〟だとかいう週刊誌報道もありましたね。私も最初は正直、とんでもないことだと思っていたんですが、いろいろ調べていくうちに、そうとも言えないかな、というふうに変わってきたんですね」

ふたつある腎臓のうちのひとつががんになって摘出されたときに、自家腎移植もリスクが高く、患者本人（ドナー）はそれをほかの患者に移植してかまわないと言っている。そういう腎臓でもいいから移植してほしい、と別の患者（レシピエント）が言っているのだとしたら、それを不可とする理由はないのではないか――。それが粟屋氏の考えだ。

その一方で、日本移植学会の姿勢に対しても、粟屋氏は理解を示している。和田心臓移植事件をめぐっての失敗を踏まえ、再びそうしたことが起きて移植医療自体が停滞してしまうようなことを避ける目的で、ミスのないように、抜かりのないように、いわば「護送船団方式」のようなかたちで、この医療を推進していこうとする姿勢のことだ。

「それはよくわかるんです。しかし実際、医師の職業倫理の根幹というのは、医療全体をどうこうするということよりも、目の前の患者さんにどう向き合うかということのはずなんですね。とすると、病気腎移植をされている先生たちの行為も正当化できる余地があるということになる」

宇和島のケースについていえば、インフォームド・コンセントや書類の不備などにはたしかに問題があったかもしれないが、だからといって修復腎移植のコンセプトそのものがまちがっているとは思えない、と粟屋氏は言う。

「移植学会の方たちは、患者さん一人ひとりの病気を治してあげるという発想ではないでしょうね。彼らは全体を見て、書類を見て、という高級官僚のような流儀で行動している。万波先生たちは発想がまったく違う。当然どっちも大事ですが、私はどちらを優先させるかというと、万波先生たちのほうにシンパシーを感じますね。目の前の患者さんを救わないで、なんのための、誰のための医療なのか」

もちろんこれは、単純に白黒をつけられるような問題ではない。どちらに軍配を上げるかは人によってまちまちだろうし、どちらにも加勢しかねるという人もいるかもしれない。

いずれにしても、このへんで私たちは、一度万波医師当人にもっと迫ってみる必要がありそうだ。

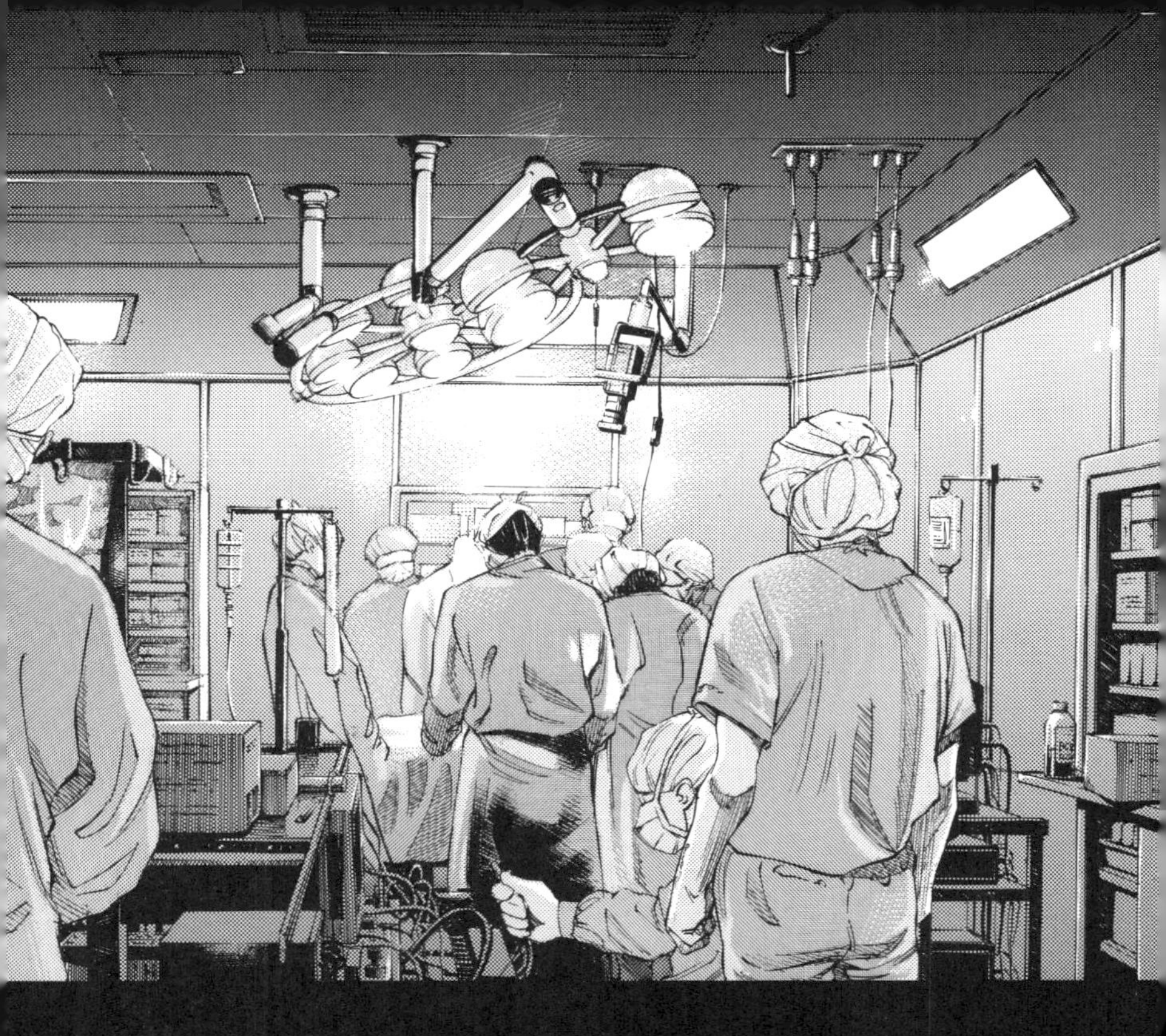

第3章　原点と現在

1 生涯現役

万波誠医師の素顔

移植医として天才的な腕を持つと言われながら、無頼派のような出で立ちで飄々と歩く、老齢にして現役であることにこだわる医師――。その万波誠という人がどんな暮らしをしているのか、興味を抱く人は多いのではないか。

当初、番組を「ノーナレ」の一編として制作した折にも、私は自宅を撮影させてほしいと万波医師にかけあったのだが、あえなく断られた。「そんなものは個人のプライバシーであって、この問題の本筋とは関係がないだろう」という理由によるものだ。

だが、のちにこの番組を「ＥＴＶ特集」として展開することが決まったとき、やはり、私たちは万波医師の姿をカメラに収めたいと考えた。そして、追加取材をおこなう中で、あらためて自宅での撮影を願い出た。そのときの本人からの返事には、苦笑せざるをえなかった。

「なんで？　大谷翔平みたいなスターのプライベートならともかく、私みたいな人間の日常になんて誰も興味ないじゃろ」

私自身、この番組において、なぜ万波医師の自宅を撮影することが必要なのか、という問いに対する明瞭な答えを持っていたとはいえない。それでも、仕事場以外で、万波医師の「素の表情」を見てみたいという思いは、撮影クルー全員にあった。撮影がはじまってから三カ月後、編集までギリギリのスケジュールとなった二〇一八年五月下旬に、ようやく根負けしてくれて、診察の合間に自宅での撮影が許された。

番組の冒頭で使われた万波医師が庭を歩くシーンは、そのとき撮影されたものである。万波医師の自宅は宇和島市郊外、宇和島徳洲会病院から車で一五分ほどの山間部にある。休日には近所にある山に登ったりもしているようで、同行していたNHK随一の山岳カメラマンでもある関裕一（せきゆういち）と登山の話で意気投合していた。

それもそのはずで、万波医師は実はかなりのスポーツマンなのだ。医大生時代には学部のソフトボール部で四番打者とピッチャーを兼任したほどの運動神経を誇っている。また、弟の万波廉介医師によれば、糖質制限もしているとのことだ。七八歳の今なお現役で外科手術をこなせる秘密は、そうした基礎体力の高さや健康管理の徹底にもあるのではないか。

ともあれ、ようやく撮影がかなった万波医師の自宅は、木立（こだち）に囲まれたなんとももの さびしいたたずまいだった。ここに万波医師は、一人で暮らしている。離婚歴があり、娘さんがいるようだが、詳しい事情はわからない。

庭は広いが、どことなく殺伐とした感じがする。一部は家庭菜園になっていて、どうやら万波医師自身がナスやピーマン、トマトなどを栽培しているようだ。その合間に立っている祠（ほこら）のような形をした不思議な物体は何かと思ったら、ミツバチの飼育箱だった。蜂の姿は見えないが、万波医師が言うには「箱の中におる」とのこと。知り合いの養蜂家（ようほうか）に譲ってもらったのだ。

そんな庭を背景に、万波医師は「そういう生活ですわ」と言って、どこかさびしげに笑った。

「とにかく歳取って、あまり人と付き合いがないわな」

近所の人には挨拶（あいさつ）すらしないので、みんなに悪く言われていると万波医師は自嘲（じちょう）する。変わり者扱いされているということだろうか。この医師が日頃、患者に見せている人懐（ひとなつ）こい笑顔からすると、逆にそういった不愛想な姿は想像しにくい感じもする。

敷地に足を踏み入れたときから聞こえていた犬の吠え声は、万波医師の一人暮らしのパートナーでもある愛犬「ジョーイン」のものだった。黒っぽい毛並みの中型犬が、万波医師の足元にまとわりついてくる。

放し飼いにしているこの犬の首にかけるためのものだろうか、家の中には紐つきの不思議な札が置いてあった。「重症の糖尿病　えさを与えないで下さい」と書いてある。毎朝、注射してやるのだと言って、万波医師は冷蔵庫からジョーイン用のインスリン注射器を取り出して見せた。

すでに述べたように、一二年前、臓器売買疑惑が取り沙汰されたときに、メディアが一斉に押しかけたのは、まさにこの家だ。当時を思い起こしながら万波医師は、「山の上からも撮影したりしよったで」と言って、近くの山を指差した。

当時の取材陣の態度は、非常にぶしつけなものだった。

「〝万波さーん、ちょっと話してや〟、言いよったもん。〝そろそろ白状したらどうですか〟、言われたで。白状せい、いうような感じやろな、臓器売買やったりしよることをな。そういうようなつもりじゃったんじゃね、むこうは」

そのときはいやだったが、もう全部忘れた、と万波医師は言う。

「わしゃ、町医者だから」

毎朝、万波医師はこの家から車で宇和島徳洲会病院に出勤している。病院に着くや否や、まずは診察室の一隅で医者としての装いに改める。といっても、上を肌着一枚にして白衣をはおるだけだ。足元は素足にサンダル履きで、それは真冬でも変わらない。白衣の袖もまくり上げている。季節を問わず、そうしないと調子が出ないのだろうか。

型破りの移植手術で全国に名が知れわたった万波医師だが、移植医である以前に泌尿器科医であり透析医でもある。定例の手術日である水曜日を除けば、万波医師の日々はむしろ、診察室で一人ひとりの患者と向き合うことに費やされている。

人工膀胱を取り替えにきた高齢男性。急に排尿ができなくなったと訴える中年女性。高齢の男性に多い前立腺肥大の治療をするのも、泌尿器科医の仕事だ。それらにまじって、やはり多いのは慢性腎臓病の患者だ。最近は糖尿病の合併症として罹患する人も多く、厳しい食事制限が課される。この症状が末期まで進行した患者には、透析をするか手術をするしか選択肢がなくなるのだ。

そうした経緯もあって、万波医師による食事管理は厳しい。検査をして数値が思わしくない患者がいれば、携帯電話に連絡することもある。

「なんか、最近少しお酒でも飲まんかったか？　野菜といっても食べていい野菜といけない野菜があるんで」

まるで、小中学校の先生が悪さをした生徒に事情聴取をするような口調で、ていねいに話を聞いていく。「うーんおかしいなぁ」と万波医師が首をかしげていると、「実は、この前、少し友人たちと……」と返ってくることもある。

「わしゃ、町医者だから、偉い大学の先生と違って、移植手術だけやっとるんじゃないんで」

これが万波医師の口癖だ。

腎移植の手術後には、定期的に経過観察と免疫抑制剤の処方が必要となる。よって、患者との付き合いは長いものにならざるをえない。診察の様子を見ていると、医師と患者というよりは、地域の顔見知り同士のような調子で、雑談まじりに話を切りだしている。そして、検査結果が思わしいものであったことを伝えながら笑顔になる。

「タンパクもいまだ出ず。どうしたん、こりゃ。ようなってしまったな」

一瞬で相手を安心させるような、人懐こい笑顔だ。実は、この三八歳の男性とは、本人が高校生のときから二〇年以上にわたる付き合いになる。腎移植後、就職先が見つかって、普通に働くことができていることを、何よりも喜んでいた。

「まあ、一所懸命ですよね、なんでも。自分の体のことはいとわずに一所懸命やっておられるいうか。（患者のことを）こんなに助けられる人はいないです」

万波医師から腎臓移植の手術を受けたある女性患者は、そう言う。この人は、万波医師のことを「かわいい人」とも評する。

「無邪気なんですよ。移植のことに関しては、意見が食い違ったら顔をまっ赤にして……。そうかと思えば、〝ようがんばった〟とか言ってくださったり。かわいい人です」

地域医療の拠点となる大型病院の勤務医というよりは、まさに「町医者」と呼ぶのが似つかわしい姿だ。

またこの女性患者は、万波医師がどんなことでも率直に、包み隠さず直言することにも信(しん)を置いている。この女性は息子から提供された腎臓を移植された。だが、当初、息子からはもらいたくないと拒み、透析を続けていたところ、万波医師から「このままではあと三年の命も保証できない」と言われ、移植を受ける決断をした。

「ズバズバとものを言う人ですね。三年の命は保証できないなんて、まさかそんなことをあけすけに言われるとは思ってませんでしたから。もう助けたい一心で言ってくださったんでしょうね。そういうところは尊敬しますね」

患者と真摯に向きあう姿勢

市立宇和島病院時代から、四〇年以上の付き合いになる看護師の三好貴久子(みよしきくこ)さんは、象徴的な話を聞かせてくれた。

「(移植手術を受けた患者が)退院するときには、必ず自分の携帯電話の番号を教えるんです。何か体調が悪くなったら、直接電話してくれといって」

とにかく人任せにせず、自分でやりきる医師だという。

病院での撮影中、本人から話を聞いたり、待機などのために使わせてもらっていたのは、診察室の裏にある休憩スペースだった。そこには、フライパンなどの調理器具がいくつか無造作に置かれていた。万波医師が魚を焼いたり、卵焼きを作ったりして食べているようだった。患者から差し入れをもらうことも多いらしく、診察の合間に患者からもらったという鯖(さば)の押し寿司をかきこんでいる姿も見かけた。

また、手術に向かう前にやおらハサミを取り出して、「散髪屋に行ったことないんよ」

と言いながら、伸びてきた自分の髪を自分で切りはじめたのには、驚かされた。

まるで生活の一部がこの病院の中に持ち込まれているかのようだが、ある意味ではそれも当然の話なのだ。というのも、万波医師は昼夜の別なく、休日でもいとわずに、常に患者のケアに奔走しているからだ。

「移植への理解を求める会」の代表である向田陽二氏も、宇和島徳洲会病院における万波医師の患者の一人だ。彼は万波医師についてこう語る。

「朝は早うから来てよ、それで夜は九時、一〇時にもなって、向田さんどうですか、って来てくれるんよ。こんな先生おらんで。夜、病院に戻ってきて、それから患者さんのところを全部見て回りよる。それで（移植のことを）家族がどう思うておるかとかいう話も聞いたりよ。患者さんの内面までケアしてくれるからね。本当にすごい先生だなと思う」

患者に対して献身的な万波医師のこういう姿は、その一端に触れた別の医師にも鮮烈な印象を与えている。神奈川県の病院から勉強のため宇和島徳洲会病院に来ている若手、赤羽翔太（あかばねしょうた）医師だ。

「毎日、夜も来ますし、土日も当然のように二、三回は回診にいらっしゃってます。

そういうところが、この先生にだったらついていこうとか、この先生のことなら信じようという患者さんたちの思いにつながってるんじゃないですかね。患者さんに対する思いがすごく強い先生だと思います」

万波医師は、「実は僕らの知らないところで何回も患者さんのところに顔を見せている」のだと赤羽医師は言う。糖尿病も抱えていて食事制限が必要な患者を病室から連れ出し、本を買いに病院の一階にある本屋まで一緒に行く。その上でどういう食事にしたらいいのかという話をしているのを見たときには、「こんな先生見たことない」という思いを強くした。泌尿器科の医師でありながら、畑違いのところまで含めて患者のめんどうを見ているのだ。赤羽医師が続ける。

「だからもう、本当の意味でのトータル・コーディネートですよね。移植ひとつするにも、術前からその後のフォローとかまで全部一手に引き受けてやっておられる。そういう先生はなかなかいらっしゃらないんじゃないかと思いますね」

現在、万波医師は、国のルールで認められている親族間の腎移植などを、原則として週に一度おこなっている。二〇一八年春までに執刀した手術は、通算一二〇〇例を超える。これは、国内では異例といっていい数の多さだ。

取材時には、娘から腎臓を提供される六三歳の男性患者の移植手術に立ち会うことができた。一年間透析を受けてきたこの男性にとっては、初めての腎移植である。

「透析は、受けたあともうんと体がしんどいけんね。もう、家戻ったらぐったりいう感じやね。それが一年も続いたらね、やっぱりもう移植しかない思うて」

そう語るこの男性は会社経営者だが、透析を受けたあとは体調が芳しくなくて、人と会うのもままならない。また、透析のためにしばしば職場を離れざるをえないことから、移植を受けることを思い立った。しかし地元には移植のできる病院がかぎられていたため、インターネットなどで調べた結果、腕の立つ万波医師を抱えたこの宇和島徳洲会病院に行き着いた。

先に触れた女性患者同様、この人も、わが子から腎臓をもらうのは気が引けて、なかなか決断がつかなかった。だが、娘本人からぜひにと言われてようやくその気になったとのことだ。

今回の手術にも参加している瀬戸内グループの西光雄医師によれば、生体腎移植の場合、子どもから親へと腎臓を提供するケースはあまり多くない。親が子どもに提供するケースが最多で、それに次ぐのが夫婦間の移植だ。

「親から子へというのは比較的壁を越えやすいんですけど、夫婦間移植もなかなかむずかしいですね。それぞれに親兄弟がいますから。一方、子どもから親へというのは、親が望まないケースが多いんです」

子どもが結婚している場合、その配偶者の意向がからんでくるということもあるが、なにより親自身が、わが子の体に傷をつけることに抵抗を覚えるのだ。また、孫がいる場合、将来その孫の腎臓に問題が起きたとき、親として腎臓を差し出せるように、子どもの腎臓は残しておいたほうがいいと考えている場合もある。

私たちが手術に立ち会った男性患者は、その壁を乗り越えて、娘からの提供を受ける決心をしたということだった。

超人的な体力と目、そして精神力

生体腎移植の手術は、ふたつ並んだ手術室を使って、同時進行でおこなわれる。すなわち、一方の部屋ではドナーである娘から腎臓を取り出し、その腎臓をもう一方の部屋に持っていって、レシピエントである男性患者に移植するのである。

万波医師は、主としてレシピエント側の手術に携わっている。腎臓が持ち込まれるなり、動脈・静脈・尿管を縫い合わせていく。その手さばきは、正確かつ迅速だ。手術はもちろん安全が第一で、速さを競うのはばかげたことだが、速く済ませるに越したことはない。そのほうが出血も少なくて済むし、麻酔にかかっているという不自然な状態も長引かせずに済むからだ。

「高齢でありながら、あんなに手術のうまい人には初めて会いました。普通の人ではありません。神とか天才というふうに表現したいです」

万波医師の手術をオブザーバーとして見学した宮内孝治（みやうちたかはる）医師は、自身、泌尿器科医として二〇年以上のキャリアを持つが、実際の執刀の様子を見たあとで、万波医師の腕のよさについて最大級の賛辞を捧げていた。

手術の様子を撮影していても、素人である私たちには、どこがどうすごいのかを具体的に見極めることはむずかしい。宮内医師も、「手術を実際にやっている人でないとわからない」と断った上で、ひとつ例を挙げてくれた。

たとえば、手術をしていると、ここに手をつけたら出血する、といった危険な部位がある。経験が乏しいと、なかなかそれを見定めることができない。万波医師はそれもしっかりわきまえていて、問題のないところはスイスイと進め、危ないところは結紮（けっさつ）

（血管などを糸でしばること）したり電気で焼いたりと、随時適切な判断を下している。また、普通は利き手しか使わないところ、両手をそれぞれ遜色（そんしょく）なく使っているのも大きな利点になっているという。

「どれだけ手術のうまい人でも、手が止まる瞬間というものがあるんです。これはちょっと怖いなと思って、考えちゃうんです。でもあの人には、それがない。だから、見ていても手術の勉強にはまったくなりません。ここはむずかしいんだというのを見て覚えることができない。自分もあんなふうにうまくできるはずだと思ってしまうからです。実際やってみると、同じようには全然できない。ちょっと常人ではないと思います」

万波医師の患者への徹底した心遣いに感銘を受けていた若手の赤羽医師は、手術における万波医師の無駄のない手さばきにも敬服の念を抱いている。

「要するに、腎臓をドナーの患者さんから取って、レシピエントの患者さんに植えるまでの時間が短ければ短いほどいいわけです。血流が遮断されている時間ができるだけ短いほうが、その腎臓にとっていいことはまちがいがないので。そういう意味でも万波先生の手術は、僕が見たどの手術よりも速いというか、無駄がない」

同じ瀬戸内グループの仲間としてもう四〇年以上も万波医師とともに腎移植手術に臨んでいる西光雄医師も、万波医師の傑出ぶりについては太鼓判を押す。

「ちょっと普通の人とは考えられない超人的な意志と技術を持った先生ですね。それにこれだけ患者に寄り添う医療をするというのは驚異的です。こんな人は、もう二度と現れないと思います」

万波医師には「修行僧のような精神力」がある、というのが西医師の評である。技術や判断力はもちろんのこと、普通の医師なら敬遠するような困難な手術にも果敢に挑戦し、失敗にもひるまない意志の強靭さに感服しているようだ。

何例かうまくいかないことが続けば普通は落ち込むものなのに、万波医師の場合、立ち上がりまでの時間が短い。不首尾があっても再び挑むこの姿勢は、常人にはなかなか持てないものだという。

「だいたいの医師は、五五歳か六〇歳くらいになると、現役を退いたり、むずかしい手術からは手を引いたりするものです。ポジションもそれなりに上がってきたりしますからね。でも万波さんは七八歳にして現役。超人的な体力と目、それから精神力がそれを支えているんだと思いますね」

現役でありつづけることへのこだわり――。その陰には、こんな体験もあったようだ。

「アメリカに行ったときに、〝マコト、おまえ何を考えてるんだ。これからこそもっとバリバリやるべきだろう〟って言われたようです。それで帰ってからまたがんばりだした」

西医師と同じく、長年パートナーとして伴走してきた光畑医師が明かしてくれたエピソードだ。

万波医師は一九七五年にアメリカのウィスコンシン大学に留学し、オランダ人外科医ベルツァーのもとで腎移植を学んでいる。年を経てから訪米して当時の学友を訪ねた際、自分はもう定年に近いからとうしろ向きな姿勢を示した万波医師に、その学友が発破をかけたのである。

「アメリカでは、八〇歳近い人でも（外科手術を）バリバリやっておるんです。逆に五〇歳そこそこでも、技術がない人はどんどん淘汰されるわけ。できる人は歳を取ってもどんどんやっている」

学友にそうたしなめられて、生涯現役を貫こうという自分の考えがまちがっていなかったと確信した万波医師。帰国後、いっそう精力的に手術に携わるようになったのだという。

娘から男性患者への腎移植手術がおこなわれた夜、すでにほとんどの照明が落とされている静まりかえった病院内で、廊下を伝って一人で病室に入っていく万波医師の姿があった。

寝台に横たわる男性患者に、万波医師が「起きてる？　痛みねえ？」と問いかける。そして医療機器の数値を確認し、「これは問題ないわ、よしよし」と自分に言い聞かせるようにつぶやくと、カーテン越しに並ぶ隣の寝台へと向かう。そちらに寝ているのは、腎臓を提供した娘だ。

「寝れそうな？　痛かったらがまんしたらいかんで。がまんしたらええと思うとろう。がまんしたらいかんのよ、かえって」

父親の容体を案ずる娘に「大丈夫、大丈夫。バッチリ」と応じた万波医師は、そのままいつもどおりの飄々とした足取りで病室をあとにした。

2 修復腎移植への思い

健康になり、自由に働くための移植

神、天才、そして変わり者――。そんな調子で多くの人が異口同音に讃(たた)える万波医師だが、そもそもどうして医師になろうと思ったのだろうか。

万波医師の自宅でそう問いかけると、こんな答えが返ってきた。

「私は人の中で生活するのはいやだったんですわ、会社なんかで誰かに命令されてやるのが。医者は案外自由じゃし、それに昔からみんなが言いよるように、生活に困らん。人の世話にならずに自由にやれるんじゃったら、医者になるのもええんじゃないか、いうくらいの気持ちですわ」

人の役に立ちたいなどといったことは、爪の先ほども考えなかった。拍子抜けさせられるような答えだが、それも含めてこの人らしさなのかもしれない。

万波医師は岡山県に生まれ、山口大学医学部卒業後、一九七〇年から市立宇和島病院に勤務している。その後、前述のように米ウィスコンシン大学で腎移植を学び、帰国後

は移植を主戦場としていくわけだが、当初はもっぱら透析医療に携わっていたという。
あえて移植を志すようになった契機はなんだったのか。

「透析はそんなに望ましいもんではないですわな、患者にとって。つらいですわな。時間は決められてるし、月・水・金と週三回、日に三、四時間は透析に縛られる。で、社会的にもいろんな目で見られる。一家の主がそうじゃったら、家庭もおもしろうないでしょ。もっと健康になって、自由に働きたいって希望を、当然その人らは持ちますわな」

そんな患者たちの姿を見ていて、それなら移植を、と思い立ったのがきっかけだったようだ。

おもしろいことに、修復腎移植騒動をめぐって万波医師との「対立構造」の中に置かれた中心人物たる大島伸一氏も、これとよく似た道筋をたどっている。もともと泌尿器科医である大島氏は、以下のように透析患者の置かれた悲惨な境遇を目の当たりにしたことがきっかけで、移植医を志しているのだ。

透析医療が開始された頃、医療費は患者の全額負担、後に一部保険が適用されるようになったが、それでも医療費は個人には払い切れる額ではなかった。
「家族の中に透析患者が一人いると、経済的な負担は大変なもので、田畑を売り、すべての財産を処分し治療費に充てた。金が尽きると、〈先生、すべての財産を使い果たしました〉といいながら患者は死んでいった。山ほどそうした例を見て、こんなことがあっていいはずはないと私は移植医を志した」（高橋、前掲書、一三〇頁）

ここで問題にされているのはもっぱら経済的な負担である。現在はその面では格段にましな状態になっているものの、透析が患者やその周囲にさまざまなかたちで大きな負担をかけている現実に変わりはない。

透析患者は、二〇一七年末時点で約三三万人。毎年三万八〇〇〇人が透析治療を始め、うち二万七〇〇〇人から三万人が死亡している。すなわち、差し引き一万人程度の透析患者が毎年増加しているという計算になる。

つらい透析生活からの解放を求めて、日本臓器移植ネットワークに腎臓移植の希望者として登録している患者も、現在一万二〇〇〇人ほどいる。だが、移植までの待機期間は平均して一五年近くであることは、前述のとおりだ。一方で、慢性透析患者の五年生存率は六〇％、一〇年生存率は四〇％といわれている。

個々の透析患者に目を向ければ、そのつらさは否応なく胸に迫ってくる。撮影を通じて、実際に透析を受けている女性患者から詳しく話を訊くことができた。

透析患者のリアル

井手光枝（いでみつえ）さんは六二歳。若い頃から血液透析を受けていたが生体腎移植を勧められ、母親が提供してくれたことから初めての移植を受けた。その腎臓は一二年ほどもったが、やがて機能しなくなった。提供者さえいればまた移植はできると言われた。だが、そうまでして身内を傷つけるのもどうかと思い、ためらっていたところ、夫の広幸（ひろゆき）さんが名乗り出てくれた。

しかし、二度目の移植も一一年ほどしかもたなかった。それからは六年間、透析生活を余儀なくされているという。

撮影のために足を踏み入れた病室には、無数の寝台が並んでいた。それぞれの寝台の頭側には、白い箱型の器具がセットされている。透析器だ。寝台のひとつに身を横たえた光枝さんの右腕からは二本のチューブが伸び、それぞれが透析器につながっている。

一方からは血液が透析器に送り出され、浄化された血液がもう一方を伝って光枝さんの体内に流しこまれているのであった。

恒常的に透析を受けている患者の多くは、腕の内部などにシャントと呼ばれる透析専用の血管を作る手術を施されている。一分間に二〇〇ミリリットルもの血液を取り出してまた戻すためには、採血などに用いている通常の静脈では用をなさないからだ。日本でもっとも多いのは、静脈と動脈を直接つないで、大量の血液が流れるようにした血管(自己血管内シャント)である。

透析では、血液中に溜まった老廃物などを除去するだけでなく、余分な水分も除くため、四時間のあいだに五キロも体重が落ちることがあり、血圧も一気に下がる。透析中に失神してしまうようなケースもある。

「やっぱり、しんどいですね。だるい……。最初の二時間くらいは早く感じるんですけど、残りの二時間が長い。なかなか時間がたたない」

寝台上の光枝さんが、力なく呟く。これを週に三回。そのつらさは、想像にあまりある。

透析を受けたあとは、水分を取られるためか、ふくらはぎがこむら返りを起こしてコチコチになることもある。食事にもいろいろと制約があり、塩気の多い麺類などはまず食べられない。生野菜をそのまま食べるのも不可だ。余分なカリウムが体内に溜まって、高カリウム血症(けっしょう)になりやすいからである。水分摂取についても、厳しい制限がある。季節を問わず、一日五〇〇ミリリットルほどしか摂れないのだという。

「冬場はともかく、夏場の暑いときに水分が摂れないのが一番つらいんですね。透析していても汗はかくんですよ。だからどうしても喉が渇いて、飲みたくなるんです。そんなときは、氷を口に入れてゆっくり溶かしながらしのいでいます。コップ一杯、ぐーっと飲みたいな、と思うんですけどね」

光枝さんの透析が終わると、下駄箱のところに夫の広幸さんが迎えに来ていた。車で来て、外で待っていたのだ。透析をした日は、光枝さんはだるくて車を運転することもできない。

「朝来て、いったん帰って、また迎えに来るんです。週三回ですね、必ず。もう仕事みたいなもんです。いつものことですので、もう慣れましたけど」

こともなげにそう言う広幸さんは、光枝さんの看病のために五年前に職場を早期退職している。透析は、患者本人だけでなく、家族などにかかる負担も決して小さいものではない。

広幸さんが運転する車で自宅へ戻ると、光枝さんはソファを転用した簡易ベッドに身を横たえる。透析後はぐったりしてしまうからだ。そのかたわら、広幸さんが台所で米を研いでいる。シンクには、洗わなければならない食器が積まれている。家事の多くも、広幸さんがおこなっている状況なのだ。光枝さんも気が引けてはいるものの、現実問題として広幸さんに頼らざるをえない。

そんな光枝さんが、印象的なエピソードを語ってくれた。

広幸さんから移植された腎臓が一一年でだめになったとき、光枝さんはそれがわかっていながら、透析を受けるという選択肢を限界まで先延ばしにしつづけた。移植を受けて、なまじ普通の生活を送ることができていただけに、また以前透析を受けていた頃のつらさを覚えているだけに、透析に戻ることがどうしてもいやだったのである。

その結果、尿が出なくなって体中に毒素が回り、水分も溜まって顔や足がパンパンに腫(は)れた。そして、「体の持っていき場がないくらい」だるくなった。透析が終わったあとのだるさなど問題にならないほどのだるさだった。

そんな状態で一週間寝込み、動けずにいるので、さすがに見かねた広幸さんが万波医師に電話で相談した。もう夜の八時か九時だったが、待っているから今すぐ来るように、と言われた。しかし、光枝さんの家から病院までは、車で二時間はかかる。

「『先生、一一時回りますよ』と言ったんですけど、万波先生には『かまわんけん、待ちよるけん』言われまして。着いたのは一一時過ぎかな、先生が病院で待っとってくれて」

徹底的に患者のケアに尽くす万波医師らしい話だ。

こうしてまた透析生活に戻らざるをえなくなった光枝さんだが、この上さらに身内の誰かを傷つけてまで移植を受けることには二の足を踏んでいた。

広幸さんは、光枝さんが元気になるならと、ためらいもなく腎臓を提供した。しかし、光枝さんにしてみれば、たまたま縁があって自分と一緒になったばかりに広幸さんの体に傷をつけることになってしまい、「悪いことをした」という気持ちが今もってぬぐえずにいる。

それに、仮に自分が提供する側だったとしたら、はたして迷いもなくあげられるだろうか。そんな思いも、光枝さんにはある。

「私は母にもらい、主人からもらって、といい思いをしてるんですけど、あげる立場になったときに、はたしてようあげるかなっていつも思うんですよ。ちょっと抵抗があるんじゃないかなって」

そういった種類の気兼ねがいらない死体からの移植も考えないではないが、話に聞くかぎり「宝くじに当たるようなもの」なので、あまり期待はできない。だからこそ、修復腎移植が正当な医療として認められ、普及していくことを光枝さんは待ちこがれている。透析生活が長く続けば続くほど、その思いは切実なものになっている。

もともと病気を持っていた腎臓だとしても、再発のリスクは少ないという調査結果も出ていることだし、それを移植されることに不安はない。

「私は身内から腎臓をもらってちょっと楽な生活をさせてもらってたので、透析の生活に戻るとやっぱりしんどいですよね。だから、もし病気腎・修復腎がひとつの医療の道として開かれれば、移植を待っている方は大勢それを希望すると思うし、そうなってほしいなと思っています」

今のままの生活では、おいそれと夫婦で旅行に行くのもままならない。日帰りならまだしも、泊まるのは一泊が限度だ。土日は二日連続で透析がないから、そこを充てれば行けなくもないが、海外となるとむずかしいだろう。

「透析が長引いたら命が尽きるかもしれないし、今の状態がどれだけ続くかもわからない。よくなることはないから、現状維持が精一杯。だからこれ以上悪くなる前に修復腎を移植してもらって、主人と三泊ぐらいの海外旅行に行くのが私の夢なんです」

光枝さんはそう語った。「夢」と呼ぶにはあまりにささやかなものだが、それさえ実現にはほど遠い。それが慢性腎不全を患う透析患者の現実なのだ。

もう絶対に透析には戻りたくない

万波医師が修復腎移植という方法を思いつき、実行に移した背景には、言うまでもなく、そうした透析患者たちの過酷な現実に向けられたまなざしがあった。

「一番最初にやったのは、初めて（家族から提供された腎臓の）移植をして、四、五年で腎臓が拒絶反応でだめになった患者さんでしたわ。その患者さんは、透析がどうしてもいやだから、もういっぺん移植をしてほしいって、本当に切実に思うておったわけですわ」

そのとき、小さいがんがあって摘出せざるをえない腎臓がたまたまあったので、それを移植に使った。それが万波医師にとって初めての修復腎移植だった。もちろん、がんは取り除いたものの、何年か先に再発の可能性があることについては、患者本人に何度も説明し、納得してもらっていたという。

そこから先は、前章で述べたとおりだ。標準的な医療から外れたことをしているという自覚はあったから、いつも「もうこれを最後にしよう」と思っていた。それでいて、対処しなければならない目の前の現実から目をそらすことはできず、修復腎移植はいつしか四二例にも達してしまっていたのである。

第1章に登場した、「移植への理解を求める会」の副理事長である野村正良氏は、まさにその四二例のうちの一例、ネフローゼ症候群で摘出された腎臓を移植され、一八年が過ぎた今も元気に毎日を過ごしている人だ。

移植された腎臓がまともに機能しているおかげで、野村氏は健常者と比べてまったく遜色のない生活を送ることができている。長年にわたって趣味でサックスを奏で、現在ではフルートやピアノにも親しんでいる。今でこそそうして充実した毎日を楽しく過ごしている野村氏だが、透析生活の時代には筆舌に尽くしがたい苦難を味わわされていた。

野村氏がおこなっていたのは、井手光枝さんの血液透析とは違って腹膜透析だった。

体にかかる負担は相当に大きくて、「その日その日を生きるのが精一杯」というような毎日だった。また、「移植への理解を求める会」など、運営に携わっているいくつかの団体の活動をめぐって、腎臓を患うほかの多くの患者と長年にわたって接してきてもいる。

それだけに、野村氏は透析生活のリスクについてよく知っている。透析を受けているような腎不全患者は、カルシウムを摂取してもうまく吸収することができないので、長年の間には骨粗しょう症になって歩けなくなるようなケースもある。

「透析を受けながら二〇年、三〇年と生きていける人も中にはいるんですよ。だけど一〇年経ったらね、だいたいはもう体がガタガタです。一五年もすれば、動脈硬化はひどいし、骨もボロボロで、くしゃみしただけで肋骨が折れるとかいう人がいるくらいですから」

「移植への理解を求める会」の支援のもと、二〇〇八年に七人の腎不全患者が日本移植学会を相手取って損害賠償の訴訟を起こしたことは第1章で述べたとおりだが、原告七人のうち、透析を受けていた五人は、裁判の最終結果が出るのを待たずに他界した。

「もう二〇年以上も前ですけど、うちの会でね、アンケートをとったことがあるんです」

このアンケートでは、腎移植の経験のある人に対して、今の腎臓がもし機能しなくなったら、もう一度移植を受けたいと思うかどうかをたずねた。集計すると、九割以上の人が「はい」と答えていたという。

「移植はやっぱりいいですから。透析していた人に、移植を受けてみてどうだったかと訊くと、もう絶対に透析には戻りたくないって言うんです。それはそうですよね」

野村氏はまた、親族間での生体腎移植にまつわるさまざまな問題についても鋭く指摘している。それは、第1章で紹介したとおり野村氏自身が経験したことでもある。

当初、妹に腎臓の提供を願い出て断られたことから、兄妹関係がまずくなってしまったことだ。それは単に野村氏と妹という二人のあいだの問題に留まらず、妻の親御さんなどが「兄さんがもう死ぬような目に遭うとるのに、なんであげんの」と妹を咎めたりして、親族間全体に軋みが生じてしまっていた。

「妹にはなんの責任もなくて、こっちが無理を言っていただけなんですけど。だから私は、腎臓を譲ってくれなんて言わなければよかったと後悔しましたよ。今は関係も元どおりになりましたけどね。それは私が結果として元気になったからであって。親族間でのそういうことも含めて、いろんな問題が出てくる可能性があると思うんですね」

「たとえばの話」と断った上で、野村氏はそういう場合に考えられるケースをいくつか挙げている。

たとえば、ある人が弟から腎臓の提供を受けたとする。その負い目はその後もずっと続くわけで、その後、弟の体調が悪くなったときに、実際には別の原因だったとしても、腎臓をもらったせいだったのではないかと自分が気に病んでしまうかもしれない。あるいは弟のほうが、「兄さん、俺は腎臓をあげたんだから、田んぼを一枚くれよ」などと要求してきたりするかもしれない。兄弟間とはいえ、それでは事実上の臓器売買になってしまう。

「腎臓を提供したことが仇になるというか、そういうことも中にはあるんじゃないかと思うんですね。一筋縄ではいかない世界なんですよ」

同じく「移植への理解を求める会」の代表である向田陽二氏も、親族間でのある意味でせつないできごとを経験している。向田氏は愛南町で巻き網漁を営んでいるが、夕方港を出て、夜通し漁をして朝帰るという生活は、透析を受けながら続けられるものではない。それでいとこから腎臓の提供を受けたのだが、その人の気遣いを向田氏はあとになって知ることになる。

「いとこには奥さんがおって、当時、子どもがおなかにおったんよ。そのことを俺には黙っておった」

妻が近々出産する予定であるなどと知ったら、腎臓をもらい受ける立場である向田氏が心配するだろう――。そういった配慮から、向田氏のいとこはそのことをあえて伝えないという選択肢を取ったのだ。ありがたい気遣いでもあるが、ともすれば「なぜ言ってくれなかったのか」というしこりが残りかねない。

このように親族のあいだには、どう転ぶか読みきれないようなデリケートな事情が、網の目のように張りめぐらされている。そのことを向田氏は、「人それぞれに物語がある」と表現している。

もっと死体腎移植が増えればそれが一番いいのかもしれないが、それも見込めない中、可能性があるのはやはり修復腎移植なのではないか――。その思いは、野村氏も向田氏も変わらない。

「万波先生が言われていたように、結局、元気な体を傷つける、これが一番残酷。それよりも、捨てるもん（腎臓）を使えるなら、そんなにいいものはないって思うんやけん、やっぱりぜひそれをやってもらわんといけん」

向田氏がこう言う一方で、野村氏もこう訴えている。

「修復腎移植っていうのが、私らは可能性があると思うんですよね。どうせバケツに捨ててしまうものだったら、それをひとつでも無駄にしないで活かしてほしいって、本当に切に思っています。私自身がそれで一八年間、元気でいるわけですから」

先にも述べたとおり、二〇一八年七月には、修復腎移植は条件つきで先進医療として認められることになった。それについて万波医師は、こう言っている。

「今までは死体腎と（親族からの）生体腎しかドナーが出てこなんだわけですわな。修復腎移植が認められればドナーの数が増えるいうことですわな。ただそれだけですよ」

こうした口ぶりには、バッシングされることはもちろん、持ち上げられることさえ「大嫌い」と公言する万波医師らしい照れも感じられる。

万波医師にしてみれば、修復腎移植は「目の前の現実」をどうにかしようという窮余（きゅうよ）の策として思いついた方法にすぎず、どんなかたちであれそれをメディアからあれこれと取り沙汰されることは不本意であったようだ。

しかし、騒動の当時以上に移植を待つ人が増えつづける中で、それが「第三の移植」

として公的に認められるなら、もちろんそのことは歓迎したいという思いを抱いている
のはまちがいない。

第4章
支持する人々

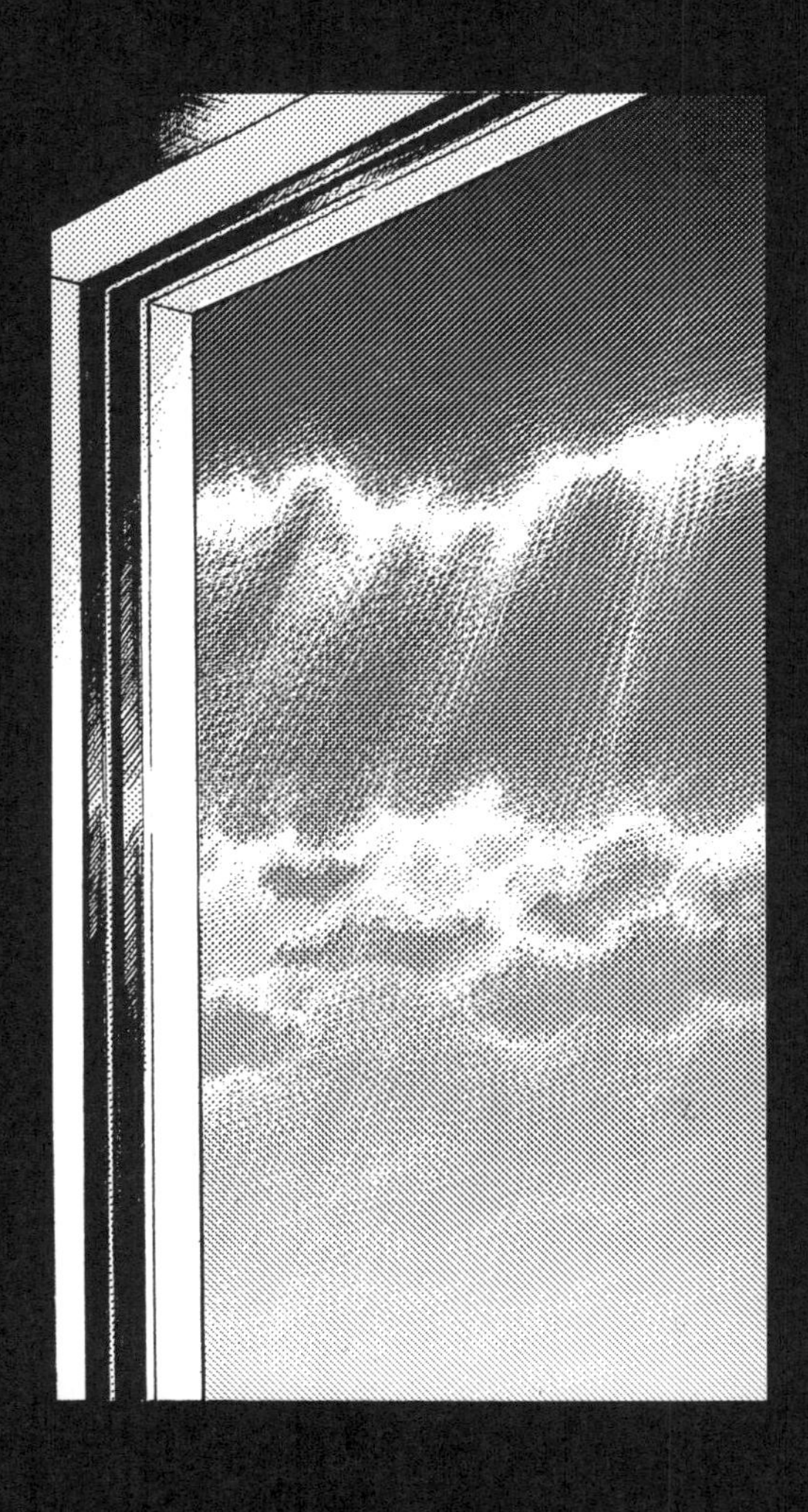

1 メディア報道の〝洪水〟

走り出した報道合戦

二〇〇六年一〇月にまずは臓器売買疑惑で万波医師がスクープされ、翌一一月に今度は修復腎移植の問題にスポットが当てられてから、メディアによる報道合戦が続いた。その多くは、日本移植学会からの批判などを盾に、万波医師とその周辺を批判するものだった。そして、その大きな波は、半年ほど勢いを失わなかった。

試みに当時の新聞の見出しを並べるだけでも、その雰囲気を再現することができる。

・万波医師　病気腎11件移植　宇和島徳洲会病院　大半、親族以外に（「読売新聞」二〇〇六年一一月三日朝刊付）
・万波氏グループ　病気腎「密室」の移植　院内倫理委を無視　同僚と疎遠、学会入らず（「朝日新聞」二〇〇六年一一月一〇日付夕刊）
・独自の道徳観　優先　移植・生殖医療　批判とリスクよそに（「毎日新聞」二〇〇六

年一一月二〇日付夕刊）

・検証・病気腎移植1カ月　苦境に立つ医師たち 生体腎移植は継続 解雇検討の病院も　あいまい説明で混乱「患者によって理解度違う」（「中日新聞」二〇〇六年一二月六日付夕刊）

・移植医療を問う5　医師と患者　閉鎖的関係（「読売新聞」大阪版二〇〇六年一二月一七日付朝刊）

・がんで摘出の病気腎移植　2年後に発症し死亡　万波医師執刀（「朝日新聞」二〇〇七年一月二三日付朝刊）

・感染症患者から腎移植　市立宇和島病院で4人に　B型肝炎や梅毒（「読売新聞」二〇〇七年二月一七日付朝刊）

・「摘出の必要なかった」専門委員の報告書公表（「朝日新聞」二〇〇七年三月一五日付夕刊）

・病気腎移植　低い生着率　5年後　生体を48ポイント下回る　移植学会発表　万波医師関与の25例調査（「読売新聞」二〇〇七年三月三一日付朝刊）

・病気腎移植　肝炎に感染、患者死亡　市立宇和島病院調査委　死因との関係指摘

万波医師移植「25件すべて不適切」（「日本経済新聞」二〇〇七年四月三〇日付夕刊）

おおむねこういったトーンである。中には有識者による万波医師を擁護する論調や、アメリカでは臓器不足を解消する方法としての修復腎移植に対する関心が高まっていることなどを伝える記事もある。だが、それらはどちらかといえば例外的な位置づけになっている。

この問題に特別な関心を抱いていない人でも、いやむしろ、そういう人であればあるほど、日頃こうした見出しを横目に見ているあいだに、おのずとある「心証」を形成していくことになるだろう。その心証とは、すなわち「この宇和島にいる万波とかいう医師は、がんなどの病気にかかった腎臓を、摘出する必要もないのに摘出して、閉鎖的な環境で勝手に患者に移植して、たいへんな問題を起こしているらしい」というものだ。

この心証は、大枠だけに注目するかぎり、あながちまちがってもいない。しかし言うまでもなく、その背景にはさまざまな留保や複雑な事情が付随しているのであり、それらを無視してこの問題を語ることはできない。

患者たちの「反旗」

こうした報道に対して最初に反旗を翻したのは、当の万波医師の治療を受けたことのある患者たちだった。万波医師が、一部のメディアが喧伝しているような「悪魔の医師」や「移植マニア」であるなどとは言いがかりもはなはだしく、むしろ患者のことを第一に考えて献身的に尽くす人である、と。

そうして二〇〇六年の暮れに「移植への理解を求める会」が結成された。代表の向田陽二氏、副理事長の野村正良氏のもとに、全国から一三〇〇人に及ぶ万波医師の患者たちが結集し、万波医師を擁護しながら修復腎移植の普及を訴える活動を開始したことは、すでに第1章で述べた。

野村氏は、この会の設立にきわめて深く関与している。最初の腎移植（献腎）を受けて以来、「えひめ移植者の会」を立ち上げて啓蒙活動などに携わっていた野村氏だが、恩義のある万波医師があちこちから批判を浴びて四面楚歌のような立場に置かれている様子を見て、居ても立ってもいられなくなったのだ。

「当時、万波先生は犯罪人のように槍玉に挙げられていて、学会や厚労省のほうで、万波先生の保険医としての指定を外して、医師の免許を剥奪せんばかりの勢いになっていました。（万波医師執刀の腎移植によって）三回も命を助けてもらった患者の立場からしたら、これは放っておけないなと」

「えひめ移植者の会」を足がかりとして人を集めて立ち上げたこの会は、二〇〇九年五月には活動内容を「修復腎移植を推進する」という目的に絞った上で、NPO法人として登録するに至る。当初は、万波医師の支援を旗印に掲げて署名運動をおこなうなどの活動を展開していた。

万波医師のところにメディアが殺到していた当時のことを、野村氏はこう振りかえる。

「不幸にして、（臓器売買事件を入口にして）警察発表から始まったものですから、来ているのは社会部関係の記者さんが多かったわけですね。犯罪報道と同じようなかたちで進んできたわけです。本来なら医療問題として取りあげるべきところを、（犯罪報道なら）警察発表に沿って取材するように、（日本移植）学会や厚労省の発表に沿って取材するというかたちになっていましたよね。だから、患者というものは本当にどこか隅のほうに押しやられていました」

自身、新聞記者でもあった野村氏ならではの視点だ。

「権力を監視する一方で、民衆の声を吸いあげる。それが本来の報道のあり方じゃないかなと思っていたんですけど、やはりマスコミというのは、権力とか権威とかに弱いんだなと。それを鵜呑みにして報道して、一度その方向をまちがえるとなかなか元に戻らない。そのせいで私たちが押しつぶされそうなかたちになっていました」

万波医師を支援している患者団体も、いっときは犯罪の片棒担ぎをしているかのような目で見られていたという。

一進一退の末に

「移植への理解を求める会」は、万波医師の擁護や、学会などに対する抗弁の機会を設けようとした。しかし、彼らのもとへ取材に駆けつけるメディアは、当初ほとんど存在しなかった。野村氏が続けて語る。

「そのうち取材していただく機会も得られるようにはなったんですが、実際にニュースになると、学会の言い分を実証するような内容しか取りあげられていないんですよ。こちらが話した部分などは全部カットされてましたね」

自分もかつてそういう報道をしてしまっていたのではないか――。メディアの一隅に身を置いていた人間としての反省や自戒の念も込めながら、一方では透析のつらさや腎移植のすばらしさを知る当事者として、野村氏は当時のメディアのあり方を舌鋒鋭く批判している。

「まちがったまま報道を押し進めて、修復腎移植を押しつぶそうとした。私たちに言わせれば、そのせいでこの一〇年間、無駄足を踏まされることになっていたわけですよ。助かっていたはずのたくさんの患者さんが、そのあいだにどんどん亡くなってしまった。私はそういうふうに思っています」

「移植への理解を求める会」は、こうして荒波に揉まれながらの船出となったわけだが、もちろん、その努力がなんの功も奏さなかったわけではない。時が経つにつれて、少しずつではあっても、その活動に共感し、援軍となってくれる人々が現れはじめた。

二〇〇八年二月、「修復腎移植を考える超党派の会」が結成された。これは前年、「移植への理解を求める会」の活動に呼応して設けられた「臓器移植問題懇談会」が改称したもので、杉浦正健氏や衛藤晟一氏ら国会議員が名を連ねている。彼らは、修復腎移植の関係者やレシピエント、学会関係者や厚労省の担当官、国内外の専門家などから広く意見を聴取し、詳細な検討を加えた上で、修復腎移植の有効性と安全性に対して確信を持つに至った。

この「超党派の会」からの働きかけなどもあって、二〇〇九年一月、厚労省は、小径腎がんの腎臓を利用した修復腎移植を臨床研究として認める通達を出した。二〇〇七年七月に「病腎移植原則禁止」の通達が出されてから一年半。修復腎移植の存続に、わずかな可能性が見えた瞬間だった。

臨床研究とは、患者の協力のもとに、病気の原因の解明、予防法や診断の改善、患者の生活の質（QOL）の向上、新たな治療方法の開発などを目的として、人に対しておこなう医学研究を総称する言葉である。研究を通じて安全性などが十分に実証できれば、正当な医療として認められ、公明正大におこなうことができるようになるというものだ。

通達に応じて、万波医師ら瀬戸内グループは、修復腎移植の臨床研究を始めた。一回の移植手術には四〇〇万～五〇〇〇万円の費用がかかるが、それはすべて徳洲会グループが負担した。その結果を踏まえ、二〇一一年一〇月、万波医師らは、修復腎移植を先進医療として承認するように厚労省に申請した。

先進医療とは、診察・検査・投薬・入院料など一般医療と共通する部分には公的医療保険が適用されるものの、それ以外の技術料は患者の自己負担となる形態の医療のことだ。もし修復腎移植が先進医療として認められれば、患者の自己負担額は八〇万〜一〇〇万円程度になる。

しかし、翌二〇一二年八月、厚労省はこの申請を承認しないとした。結論が出る直前には、日本移植学会と日本泌尿器科学会、日本透析医学会、日本臨床腎移植学会、日本腎臓学会の関係五学会が厚労省に要望書（日本移植学会ホームページを参照）を提出していた。

要望書は、修復腎移植が「国際的な指針や実際の医療と乖離（かいり）」していること、がんが伝播する可能性があるなどレシピエントが不利益をこうむること、ドナーの人権が侵害される危険があることを理由に、これを先進医療として認めないよう訴えるものだった。

こうした一進一退を経て、修復腎移植がようやく先進医療として認められたのは、二〇一八年七月のことだ。ドナーとレシピエントへの十分なインフォームド・コンセントをおこなうなどの条件つきでの承認である。

臨床病理学者の指摘

さて、こうした経緯の中で、瀬戸内グループの医師らとともに、万波医師を支持する論を展開したのは、すでに何度か言及している難波紘二氏である。難波氏は、かなり早い段階から瀬戸内グループの修復腎移植を擁護する論陣を張ってきた。瀬戸内グループによる四二例の修復腎移植の追跡調査をおこなったのも、難波氏だ。

「二〇〇六年の一二月だったと思いますけどね、(瀬戸内グループの)メンバー全員に集まってもらって、一人ひとりから個々の患者さんについて聞き取り調査をおこないました。で、わからないところは病院に電話してカルテを確認するなり、患者さんの携帯番号がわかっている場合はそれで訊いてもらうなりして、四二人全員について私が納得いくまで確認しました」

難波氏は、四二例についてすべてを徹底的に追跡した。その後、生きているか亡くなっているか、亡くなっているとしたら、いつどういう病気で亡くなったのか。そうした客観的な情報を示さないと、医学界を納得させることはむずかしいということがわかっていたからだ。

こうした調査手法は、臨床病理学的な方法と呼ばれる。もともと臨床病理学が専門の難波氏にとっては慣れ親しんだ方法であり、苦でもないが、当時の瀬戸内グループの医師たちには、自分が担当した患者たちについてそうしたデータを取り、長期追跡をして結果を論文にまとめるといった習慣がなかった。

「やっぱりみなさん、臨床の場では腕の立つ方であったとしても、学者ではないので、論文を書くトレーニングを積まれてはいないんですね。そこについては、僕がかなり貢献したんじゃないかと思っています」

たとえば万波医師が、臨床一本槍で、研究成果を論文のかたちで発表するといったことに対して無頓着であったのは事実だ。二〇〇六年一一月一四日付の「朝日新聞」朝刊には、インタビューに応じた万波医師の、以下のような発言が取りあげられている。

腎がんなどの病気の腎臓で移植を繰り返していた宇和島徳洲会病院（愛媛県宇和島市）の万波誠・泌尿器科部長（66）＝写真＝が12日、朝日新聞のインタビューに応じ、「がんの腎臓を移植していると世間の人が知ったら、何と言われるかわからない、という気持ちはあった」などと当時の心情を初めて吐露した。さらに、「いつか論文で発表しないといけないとは思っていた」と言いながらも、「患者の記録はもう残っていない」などと矛盾も見せた。

「いつか論文で」という気持ちに、おそらく嘘はなかっただろう。ただ現実問題としては、臨床の場を切り盛りするのに追われる毎日で、そこまではとても手が回っていなかったのではないだろうか。

ともあれ、難波氏による追跡調査を通じて、修復腎移植を存続させたいと望む人々にとっては、かなり明るい材料が得られることとなった。

生体腎移植（八九七八例）、死体腎移植（三三七二例）と、瀬戸内グループによる修復腎移植（四二例）の生存率・生着率を比較したデータがある。単純に比較するかぎり、修復腎移植は、生存率・生着率ともに死体腎移植と比べて五年以降は劣るという傾向が見られる（「〝レストア腎〟の移植に関する日本の実態」『医学のあゆみ』二〇〇八年三月八日号）。だが、レシピエントにおける偏差を考慮に入れると、違うものが見えてくる。

四二例の修復腎移植におけるレシピエントは、概して高齢の患者が多く、また腎移植をおこなうのが二回目であったり三回目であるなど、二回目以降に当たる患者が七割近くを占めている。言うまでもなく、高齢であるほど死亡するリスクは高くなるし、移植が回を重ねるごとに、抗体反応が出る確率も高まる。

元・フロリダ大学移植外科の医師で、米セント・マークス病院の藤田士朗氏は、その点を計算に入れて数値に補正をかけた。すると、修復腎移植の成績は死体腎移植のそれと比べて、ほぼ遜色がないという結論が導かれたのであった。

「こういうデータを事前に国内の学会誌なり、英文の学会誌なりに発表していたらよかったんじゃないかなと思います。でも（万波医師は）診療にすべてを捧げてるような人だから、論文を書かなかったのが悪いというふうに責めるつもりはありません。ただ私は、そういうことの必要性を感じているから、四二例の予後調査をしてこうしてグラフを描くという作業を請け負っただけで、これは病理学者としては当然のことだと思います」

そう語る難波氏が所属する日本病理学会は、修復腎移植問題に対してどういうスタンスを取っていたのだろうか。

二〇〇七年三月、日本移植学会、日本泌尿器科学会、日本透析医学会、日本臨床腎移植学会の四学会が、修復腎移植を「現時点で医学的妥当性はない」と断じる共同声明を発表した際、日本病理学会は理事会の決議として、声明への参加を取りやめている。学会員のあいだから強い異論が出たためだ。

こうした一連の動きと、日本病理学会のスタンスについて、難波氏はこう述べている。

「だから、病理学者が病気腎移植を悪い医療だと批判したことはないんですよ。そのことだけははっきり申しあげておきたいと思います」

2 修復腎移植は是か非か

日本の医学界は「井の中の蛙」か

ところで、難波氏がおこなった追跡調査の結果に基づいて、瀬戸内グループの修復腎移植の実績を海外に紹介し、注目を集めるきっかけを作ったのが、前述の藤田士朗氏である。

もともと藤田医師は、市立宇和島病院時代に万波医師と数年間ともに勤務した経験があり、その縁で今なお万波医師と親交がある。また、修復腎移植問題が紛糾したのちの二〇〇七年一月に、「移植への理解を求める会」の主催によって松山市で開催された講演会にアメリカから駆けつけ、臓器移植先進国であるアメリカでの現状を紹介しながら修復腎移植の有効性を訴えるなどして、この問題とも浅からぬ縁を持っていた。

四二例のデータを引っさげて藤田医師が手始めに臨んだのは、二〇〇七年六月、ドイツのエッセンで開催された「国際生体臓器移植シンポジウム」だった。欧州を中心に、世界の二〇カ国からトップクラスの移植医ら二〇〇人以上が参加した学術集会である。ここで藤田医師は、レシピエントの年齢などを考慮に入れて補正すれば、修復腎移植の成績が死体腎移植と比べて劣らないというくだんの調査結果を発表した。

会場からは質問が相次ぎ、予定時間を大幅にオーバーしたために司会者が質問を打ち切ったほど、この発表は強い関心を引き起こした。質問者の中には、その時点ですでに何例もの修復腎移植を手がけていた米シンシナティ大学の医師もいた。日本国内では非人道的な実験ででもあるかのような扱いを受けている修復腎移植に、世界の医師らはまったく違うまなざしを向けていたのである。

これに続いて同年九月、藤田医師は、パリで開催された国際泌尿器科学会議や、米シカゴで開かれた「移植サミット二〇〇七」でも同種の発表をおこない、いずれにおいても多くの注目を集めた。

こうした海外での高評価は、藤田医師一人の手でもたらされたものではない。これらの発表と並行して、瀬戸内グループの一員である光畑直喜医師が、移植専門の英語誌『Transplantation』の二〇〇七年六月一五日号に「小径腎がんと下部尿管がんは移植腎ドナーになりえるか（Donor Kidneys With Small Renal Cell Cancer or Low-Grade Lower Ureteral Cancer Can Be Transplanted）」と題した論文を発表している。また、翌二〇〇八年一月には、ついに万波医師本人が「米国移植外科学会・冬季シンポジウム」で、四二例の修復腎移植について発表した。

この発表は、人前で話すことを苦手としている万波医師にしてはかなりめずらしいことだが、発表した論文が「優秀論文トップテン」のひとつに選ばれている。また万波医師の論文は、二〇一一年にアルゼンチンで開催された「国際臓器提供調達委員会」で優秀論文、二〇一二年にタイで開催されたアジア泌尿器科学会で最優秀論文に選ばれている。

修復腎移植に対する見方や評価が、国内と国外でかなり乖離していたことがわかるだろう。

前述の難波紘二氏は、万波医師の論文がこうして海外で喝采（かっさい）を浴びた表彰式などの場の多くに立ち会い、多くの移植や免疫学などの専門家たちと意見を交換した。その上で、以下のように述べている。

「そうして世界を回ってみるとですね、修復腎移植というものは、トップレベルの移植外科医や移植免疫学者になんら抵抗なく受け入れられている。それなのになんで日本においてだけ、これが非常識として糾弾されなければならないのかという思いをたいへん強く抱きました。〝世界の常識、日本の非常識〟という言葉がありますが、まさにそれです。極端なことを言えば、（日本の医学界は）井の中の蛙だなという印象を受けました。日本のことしか見ていない」

この難波氏と並んで、早い段階から瀬戸内グループの修復腎移植を支持していたのが、第2章でも触れた生命倫理学者の粟屋剛氏である。

粟屋氏は、もっぱら「患者の自己決定」という観点からこの医療を肯定している。

以前なら、医療の現場では多くのことが医師や医学研究者の裁量に任されていた。たとえば患者のがん細胞をストックしておいて、さまざまな研究に利用するといったことが、当の患者自身の意思とは無関係に、当然のようにおこなわれていた。今そうするには、まず患者の承諾を得なければならない。手術の要不要、どんな医療を受けるかといったことも、かつては患者ではなく医師が決めていた。ところが、現在では患者自身に選択が委ねられるようになってきている。

これは、アメリカから輸入した「患者の自己決定」の考え方が浸透した結果のひとつであると捉えることもできる。そういった観点から見た場合、修復腎移植のコンセプトにはなんの問題もないと粟屋氏は断言する。ドナーとレシピエントの両者に正確な情報が伝えられていて、双方が納得しているのであれば、そうした移植は正当化されるはずだ、という考え方である。

「病気腎移植の問題は、医療の問題というよりも生命倫理の問題だというのが私の考え方なんですね。腎臓をあげたいという患者さんがいて、もらう側もそれをがんにかかっていた腎臓だとわかっていて、それでも苦しい透析から三年でも四年でも逃れたいと、そのあいだだけはおいしいものを食べておいしいビールを飲みたいと思う。その上で移植を受ける。それが自己決定というものです。そして自己決定というのは、生命倫理の根幹となる概念です」

そうした意味で患者の自己決定を保証し、満足させることがなぜできないのか。医師などはなぜそういうとき、「がんが再発したらたいへんだからやめておきなさい」と

「上から目線」で拒むことしかできないのか。そんな疑問がここから生じてくる、と粟屋氏は言う。

「修復腎にがんが再発する確率は低いといわれていますが、もちろん、その可能性がまったくないわけではない。でも、再発してもかまわないから腎臓が欲しいという人もいるわけです。そういう人の願いを、なぜ叶えてあげないのか」

修復腎移植が「悪」であるかのように一方的に見られる構図ができあがってしまった背景に、粟屋氏は日本移植学会と万波医師らの立場の違いを見ている。先に述べた、抜かりなく移植医療を推進していこうとする学会の「護送船団方式」と、とにかく目の前の患者を助けることに専心する万波医師らの姿勢との違いである。

「和田移植」以来のトラウマがある日本の移植医療においては、とにかくミスや不祥事を起こさないよう、慎重にことを運んできた学会の立場にも、粟屋氏は一定の理解を示す。移植という医療が、国民との信頼関係なくしては成立しないものだからだ。

一方で、日本の医療全体の問題として、新たな技術などを受け入れる際に、合意を形成することが苦手である事実も指摘する。学会と万波医師らの違いは、医学界の内部であっても合意形成がむずかしいことの、ひとつの事例なのだという。

そして、その「違い」をめぐってメディアが示しがちな反応についても、粟屋氏は以下のように指摘している。

「昔、今泉という岩手医大の先生（今泉亀撤。一九〇七〜二〇〇九。岩手医科大学名誉教授）が、日本で初めての角膜移植をおこなったんです。そのときの報道の論調は、〝死体から目玉を引っこ抜いて生きている人に植えつける極悪非道の医者〟といったトーンでした。今では角膜移植なんて当たり前になっていますよね」

同様に、一九七八年に世界初の試験管ベビーを誕生させたイギリスの生理学者、ロバート・G・エドワーズも、当初は「悪魔の医師」といった汚名を着せられていた。だが、現在では、不妊治療の新しい道を開いた人物として評価が定まっており、二〇一〇年には、体外受精の技術を確立した功績を讃えられてノーベル医学・生理学賞を受賞し、見事に名誉回復を果たしている。

逆のケースもある。ロボトミーなどが好例だ。これは頭蓋骨側面に穴を開けて、前頭前野と視床をつなぐ白質を切除する手術だ。この手術によって精神疾患の症状に改善が見られたことから、当初は「不治の病である精神疾患を治癒する外科手術」としてもてはやされた。しかし、のちに抗精神病薬クロルプロマジンが発見されてから、この術式が人間性を失わせるなどの合併症を引き起こすことに批判が集まり、一九七〇年代には世界中で禁止されるに至った。

いずれも、本書で述べてきた修復腎移植問題と似た構図にも思えてくる。

ドナー側の権利を軽視しているという議論

一方、現在でも修復腎移植に反対の立場を取る人がいる。騒動の渦中に日本移植学会の幹部だった相川厚(あいかわあつし)氏もその一人だ。

イギリス留学を経て、東邦大学医学部勤務時代に五〇〇例以上の腎移植を手がけたという豊富な臨床経験を持つ医師でもある。修復腎移植騒動の際には、臓器提供のみに関わった四国以外の病院の調査を厚労省から委嘱され、調査委員会の委員長を務めている。前述の大島伸一氏と並んで、腎不全患者による損害賠償請求訴訟で被告とされた学会幹部の一人でもある。

当時、相川氏が調査対象にしていたのは、病気の腎臓を提供した側の患者だった。その調査の過程で相川氏が問題視したのは、インフォームド・コンセントの不備や、手術に関する万波医師らの認識が自分とは異なっていることなどだった。だが、何よりもドナーの保護という観点から見て、未熟と思われる面があったことに懸念を感じた。

修復腎移植の場合は、ドナーもまた腎臓になんらかの疾患を抱えた患者である。しかし、その疾患を治療することよりも、むしろ移植するための腎臓を摘出することのほうが優先されているように思われるケースが何例かあった。そもそも腎臓を摘出する必要がなかったと思われる患者や、摘出後に具合が悪くなった患者も、その中には含まれていたという。

これは第2章で取りあげた、一連の修復腎移植が「移植ありき」で進められていたのではないかという大島氏の疑念と、実質的に同じものである。本当に全摘が必要だったのか、小さながんなら部分切除のみで腎臓を患者本人に残すことはできなかったのか、という問いかけだ。

万波医師はこの点にも具体的な理由を挙げて反論しているわけだが、相川氏は異なる見解を持っている。騒動の当時、大学病院などでは、似た症例であっても部分切除を選択しているところが多かった。まして、あれから一二年が経過した現在では、さらに技術革新が進み、医療用ロボット「ダ・ヴィンチ」による部分切除がすでに保険適用になってさえいる。

日本泌尿器科学会などでは、小径腎がんに対する治療法としては、全摘ではなく、可能なかぎり部分切除を選択すべきだとする傾向が年々強まっている。修復腎移植が先進医療として認められなかった理由のひとつに、その傾向と行き違っていることが挙げられるのではないかと相川氏は見ている。

そこでもっとも重視されているのは、患者の提供者としての権利である。摘出する必要がなかったかもしれない腎臓を提供させられることによって、提供者に不利益が生じる可能性が問題視されているのだ。この点について、相川氏が語る。

「病腎移植というのは、提供者側の問題なんですね。受け取る側は、インフォームド・コンセントさえしっかりしていれば、たとえがんが再発しても、とにかく透析から逃れたいという思いで、リスクを背負った上で移植を受けるわけですから、それはそれでかまいません。問題は提供者、小さな腎がんを持っている人の権利が損なわれかねないことなんです」

騒動当時の報道に見られた批判は、どちらかといえばレシピエント側に及ぼされる危険に焦点を当てたものだった。すなわち、「がんの腎臓などを移植して、それがレシピエントの体内で再発したらどうするのか」というものだ。相川氏は、むしろドナー側の権利が問題なのだと強調している。

「一番の問題は、部分切除であれば、ある程度の腎機能が担保できるのに、腎臓を全部取ってしまうと、（残されたもう一方の腎臓の）腎機能がのちのち悪化して、腎不全になりかねないというところにあります。特に腎臓がんの患者さんというのは、高齢の方が多いですし、糖尿病や高血圧、動脈硬化症などを合併している方が多い。そういう方から、部分切除ではなく腎臓をひとつ丸ごと取ってしまうと、将来的に腎不全になる危険性がますます高まるわけです」

通常の生体腎移植の場合には、ドナーとなる親族について医師側が検査をして、この人は腎臓がひとつになっても問題はないだろうという判断を下した上で腎臓を摘出している。しかし、腎がんの患者の場合、がんを取り除くこと自体は不可避だ。そのとき、部分切除にするのか全摘にするのかが、大きな問題になってくる。もしも全摘が必要な状態であるなら、術後に腎機能が悪くなるリスクがあろうがなかろうが、摘出せざるをえない。ただし、そうではないときにはどうなのか。

「家族の場合は、それでもまだいいんです。自分の子どもとか奥さんとかのために、自分の腎臓をあげて元気になってほしいという思いがありますから。それで場合によっては、将来、腎機能が弱って具合が悪くなるかもしれないけれど、それでもいい、と言う方がほとんどです。でも、家族と第三者は、やはり違いますから。（修復腎移植において腎臓を提供する側に回る）第三者は、そういう利害とは無関係なわけで」

腎がんの患者は、普通ならば、移植よりも自分のがんの治療を優先させてほしいと思うはずだ。それを考えても、第三者から提供を受ける場合には、親族と比してインフォームド・コンセントの取り方がむずかしくなると相川氏は考えている。

「家族の方は、最初から腎臓を提供するつもりで手術を受けに来るわけです。腎がんの第三者は、そうではないですから。検査をしたらたまたまがんが見つかったというのにすぎない。そこで〝移植用にこの腎臓をください〟というのは、ちょっと筋がおかしいんじゃないでしょうか」

また、相川氏によれば、腎臓に発生する腫瘍のうち、がんと区別がつかない良性のものがかなりの割合で存在するという。それをがんとまちがえて安易に全摘すると、結局はのちに腎不全になるリスクをそれだけ高めることになる。そうしたリスクも含めて、修復腎移植には問題があるというのが相川氏の見方だ。

なぜ日本では死体腎移植が増えないのか

もちろん、根本的な問題が腎臓のドナー不足であるという認識は、相川氏も変わるところがない。日本臓器移植ネットワークに登録してから実際に移植されるまでの期間が、平均して一五年近くであることは前にも触れた。相川氏は、その期間は国際的に見ても抜きん出て長いと指摘している。

「外国の方は、一四、一五年と言うとびっくりされます。普通、透析ではそんなに長生きできないですから」

幸か不幸か、日本は透析の技術水準が非常に高いため、実際にはその長い待機期間を生き延びる患者も少なくはない。それでも異常に長い待機期間である。相川氏が王立リヴァプール大学病院腎移植ユニットで腎移植に携わっていた頃、イギリスでの待機期間は平均二年だった。その後、移植希望者の増加にドナーの数が追いつかなくなり、現在は待機期間が延びる傾向にある。とはいえ、それでも五年程度だ。

そうした現実を踏まえて、相川氏は移植の本筋はやはり脳死を含めた死体腎移植であるという。

「たしかに、臓器提供の、それから腎移植のチャンスを増やすという意味では、（修復腎移植も）ある程度、役に立ちますけれど、やっぱり限定的なものだと思いますね。脳死された方からの臓器提供、将来的にはできれば再生医療ですね、それでなんとかやっていくのが理想だと思います」

再生医療とは、幹細胞を増殖させて任意の組織や臓器を作り、元の体に移植する先端技術のことである。二〇年、三〇年後には、その技術を用いて、提供者の体に傷をつけることなく臓器を移植することも可能になっているかもしれない。

しかし、幹細胞移植の実現はまだ先の話だ。もちろん、生体腎移植といった手段もあるが、それは健康な人間にメスを入れるという、外科医の精神からすると「まちがっている」と思われる方法である。

「私の考えでは、生体腎移植というのはあくまでも緊急的な移植であって、本来は、亡くなった方から腎臓を提供されるというのが本筋の移植だと思います。そこを増やさないと、移植は発展しないと思いますね」

では、なぜその肝心の脳死からの移植が日本ではいっこうに増えないのだろうか。

相川氏は、私見だと断った上で、宗教観のようなものが背後にあるのではないかと指摘している。特に六〇代以上の世代の人々のあいだでは、「脳死は人の死」という考えに対する抵抗感がまだまだ根強い。ただそれは、単純に宗教上の問題と定義できるものでもない。

たとえば、相川氏がイギリスで腎移植に携わっていた三〇年ほど前の段階では、イスラム圏では脳死からの臓器提供など考えられなかった。宗教上の禁忌（きんき）があったからだ。ところが現在イスラム圏では、日本よりよほど臓器提供が多い。仏教などより戒律が厳しいはずのイスラム教を奉じる国々でさえ、そのような変化が起きているのだから、宗教観はあったとしても、それは克服できるものではないかと、相川氏は考えている。

「宗教というよりは、慣習の問題なのかもしれません。日本でも若い世代のあいだでは、脳死状態になったとして、呼吸器を着けつづけられることで機械的に生命を維持されるよりは、臓器を提供したほうがいいという考えが一般的になりつつありますから」

自分が脳死状態になれば臓器を提供したい、あるいはしてもいいと答える人が、二〇代では六割にも及ぶのに対して、その親の世代である六〇代では二割にも満たない。たとえ若い人が臓器提供意思カードを持っていたとしても、親が提供を断ってしまうようなことが現実に起きている。

そして、臓器提供に前向きな姿勢を示す二〇代のパーセンテージは、日本も欧米と比べてほとんど差がない。問題はむしろ、その意思を汲み取るシステムが満足のいくレベルで機能していないことにあるのではないか、と相川氏は見立てている。

結果として、日本はアジアの中でも臓器移植が極端に少ない国になってしまっている。

「実際、亡くなった方からの臓器提供は、昔とそんなに数が変わりませんし、臓器移植法を改正して（臓器の提供をしやすくして）も、実際の提供の数はほとんど変わっていません。それで、遅れて来た韓国や台湾に、今は完全に抜かれてしまっています」

日本における死体・脳死からの腎臓移植の件数は、二〇一六年で年間一七七件。これに対して台湾は二二七件、韓国は一五一九件となっている。台湾との差はそれほどないように見えるが、人口が日本の五分の一程度であることを考慮に入れれば、その差は歴然としている。人口が日本の半分に満たない韓国については、言うに及ばずだ。

「そこらへんは本当に考えていかないといけない。政府にしろ行政にしろ、何か手を打っていかないと、アジアの中で日本が取り残されていってしまいます」

臓器移植を増やす試みも、少しずつなされてきてはいる。たとえば、メディカル・ソーシャルワーカー（「医療ソーシャルワーカー」ともいう。保健医療分野における社会福祉士）が、終末期医療の一環として臓器提供についての啓蒙活動をおこなうといったことだ。また相川氏は、小学校から大学に至るまでの一般的な教育現場においても、臓器移植についての教育を組み入れ、意識を高めることが必要になってくるのではないかと考えている。

高齢者や子どもへの啓発はもちろん意義深いことだ。しかし、日々増加していく透析患者や腎移植希望者のニーズに、啓発の成果が追いつけるのだろうか。

ここまで取材をすすめる中で、移植先進国といわれるアメリカでの現状がどうなっているのか確認する必要性に駆られ、私は撮影クルーとともにいくつかの都市を訪れることにした。

3 移植先進国アメリカ

あらゆるドナー、あらゆる臓器、あらゆる状況

「患者に心拍はあるということですね。人工呼吸器は着けていますか?」

「現在、がんはありますか？　過去五年間に患ったことは？」

ここはロサンゼルスにある臓器調達機関「ワン・レガシー」のコールセンターだ。オペレーターが受話器を片手に、通話の相手に手際よく矢継ぎ早に質問を浴びせていく。電話をしてきたのは連携している病院のひとつで、いずれ臓器が提供される可能性のある患者が存在することを知らせてきたところだ。この機関の担当地域内の病院には、死が差し迫った患者について、この機関に知らせる法的義務があるのだ。

オペレーターが投げる質問は、実にさまざまだ。患者の氏名、担当の看護師名、病棟の電話番号から、患者の人種や生年月日、入院した日付、既往症、現在の意識レベル、投与されている薬剤の種類、自発呼吸の有無――。この作業は「トリアージ」（優先順位に応じて患者や負傷者などを選別すること）と呼ばれている。臓器移植へのプロセスは、ここから始まる。

臓器調達機関（ＯＰＯ）とは、一九八四年に制定された連邦法である全米臓器移植法が定める非営利団体である。移植のための臓器の評価や調達をおこなっており、エリアごとに全米で五八の事業体が設置されているが、それぞれが独立した機関として活動している点に特徴がある。その五八のＯＰＯを統括しているのが全米臓器分配ネットワーク（ＵＮＯＳ）であり、これは日本臓器移植ネットワークに相当する機関と考えていい。それらの機関が、日本の一〇倍もの規模に達する年間二万件近くのアメリカの臓器移植を支えているのである。

ワン・レガシーは、南カリフォルニアのロサンゼルス大都市圏を対象として、移植用の臓器や眼球、組織の調達をおこなっているＯＰＯである。臓器などのドナーが発生する可能性のある二一五の病院、および担当区域内にある一一の移植センターと連携することで、この地域に居住するおよそ二〇〇〇万人の人々にサービスを提供している。代表のトム・モーン氏に話を訊いた。

「今年（二〇一八年）、五月なかばの時点で、私たちが扱う臓器提供者はおよそ五二〇人に達しようとしています。私たちにとって史上最多のドナー数になるでしょう。当然、多忙を極めています。今日を例にとると、一〇件の臓器摘出が進行中です。また、臓器関連だけで三〇件の照会に対応しています」

彼らが業務をおこなう際の根拠としているのは、前述の連邦法「全米臓器移植法」ともうひとつ、カリフォルニア州の州法「統一死体提供法」である。後者は基本的には、臓器の提供をするか否か、どの臓器を、どのような目的で提供するのかを、個人またはその家族、あるいは法定代理人が決定する権利を有すると定めたもので、ほかの州にも類似した法律がある。

このふたつの法を基盤に、ワン・レガシーは独立した事業体として臓器移植に携わっている。独立しているということは、自由度が高いことと同時に、財政基盤の確保が重要であることも意味している。実際にモーン氏は、この組織を「ビジネス」として運営できるように構築している。移植のための臓器を手配して移植センターに送ることで、移植センターから手数料収入を受け取れる仕組みが整備されているのだ。

「このように独立した資金源があるおかげで、私たちは人的資源に投資することができます。地域への働きかけやセールス、マーケティングや教育、また病院職員に臓器などの提供の価値を学ばせることに習熟している人々を、そのお金で雇い入れたのです」

こうして雇用されている専門のスタッフは、ここワン・レガシーだけで三〇〇人を超える。この中には、家族ケア専門のコーディネーターもいる。病院からの照会に対応して、ドナーとなる患者の家族のところに行き、話をする人々だ。

対象となる区域には、英語を話す白人をはじめ、ラテンアメリカからの移民も含むヒスパニック、アフリカ系、アジア系などさまざまな人種や、異なる文化的背景を持つ人々が混淆(こんこう)している。派遣されるのは、彼らと同じ言語を使い、同じ文化的背景を持つコーディネーターである。

「摘出されたのは、腎臓ですね。移植のために摘出されました。そして膵臓(すいぞう)と右肺(うはい)は、研究のために摘出されました」

コールセンターでオペレーターが、電話口の相手に向かって説明していた様子が思い出される。

「腎臓は、左腎(さじん)・右腎(うじん)ともに移植のために摘出されました。ちょうど今、この腎臓を割り当てようとしているところです」

このオペレーターの通話相手は、家族ケアのスペシャリストだった。あるドナーについて、どの臓器が摘出されたのかを確認するために電話してきたのだ。このスペシャリストを通じて、必要な情報がドナーの家族に伝えられることになる。

「私はビジネスという言葉を意図的に選んで使っています」

モーン氏はそう言う。かつて地域社会のための非営利的な病院を経営していた際、結局はビジネスの流儀でことを運ばなければ経営が立ちゆかないことに気づいていたモーン氏は、ワン・レガシーに移ってからも同じ考え方を踏襲している。

同業者の中には、「ビジネス」という語に抵抗を覚える向きもあるようだが、「ビジネスはビジネスであっても、私たちは思いやりのあるビジネス（a business of the heart）に取り組んでいる」というのがモーン氏の立場だ。

あえてビジネスと銘打っているだけあって、ワン・レガシーの業務は徹底してシステマティックなものになっている。たとえば専用システムの画面を見ると、ドナーやその候補者が現在どういう状態に置かれているのかがひと目でわかるようになっている。その人が脳死に近づいているかどうか、「ドナー検査中」なのか、「臓器割り当て待ち」なのか、「現在手術室待ち」なのか、といったことである。

そうしたビジネス的な視点を採り入れることで、ワン・レガシーは組織としてもめざましく成長し、より多くの人命を救うことが可能になった。モーン氏がここに移った二〇〇〇年には年間二六〇人だった臓器提供者が、現在では倍増か、それ以上の勢いで増加の一途をたどっているのだ。

それでも、ドナーの数はまだまだ不足しているとモーン氏は言う。

「率直にいって、どの国でも臓器のドナーはずっと不足しつづけることになります。臓器不全に苦しむ人の数はこれまでも常に多く、また今後も増えつづけます」

したがって、移植を待つ人のリストも当分のあいだは長く伸びつづけるだろう。つまり、使用可能な臓器の数を増やしつづけなければならないということだ。

「しかし私たちの目標は、順番待ちのリストをなくすことではありません。リストがなくなることなどありえないからです。私たちが目指すのはむしろ、順番待ちリストに載っている人々の死をなくすことです。移植の順番を待ちながら人々が死を迎える状況をなくすことなのです」

そのためには、なんとしてでもドナー候補者の数を増やさなければならない。そうした考えから、ワン・レガシーをはじめとするＯＰＯの多くは、「あらゆるドナー、あらゆる臓器、あらゆる状況」というモットーを掲げ、これを追求しているのだ。どんな状態のドナーの、どういう状態の臓器であっても、与えられた状況に応じて最大限に活用する姿勢を、そのモットーは示している。

移植において理想的な臓器とは、申し分のない健康体でありながら、不慮の事故や出血、脳卒中といった原因で悲劇的に命を落としてしまった人から取り出した臓器だ。しかし、そういう臓器が手に入る機会がどれだけあるのだろうか。

「たったひとつの標準的なドナーを想定するのをやめるということです」

とモーン氏は続けている。

「たとえば、非常に高齢で臓器の状態も決してよくないものの、肝臓はまずまず、といったドナーを考えてみましょう。これまでは、そういう臓器をあえて移植しようとはしませんでした。若いドナーの臓器ほどよくはないからです。しかしそのような臓器も、六五歳や七〇歳の患者さんには完璧かもしれません。その場合、臓器が四〇年もつ必要はない。二〇年もてば十分なのです」

この考えに基づき、彼らは新しい試みに乗り出している。従来は使用不能と考えられていた臓器も移植に活用しようとしているのである。そして、その延長線上にあるのが、「治療的臓器提供（Therapeutic Organ Donation）」という新しい概念である。これは、治療目的で摘出した臓器を、ドナーの同意を得た上で移植に用いるもので、当然、修復腎移植もこの中に含まれる。

「私たちは、C型肝炎に感染したドナーの臓器を、C型肝炎に感染していない患者さんに移植することもかなり急速に進めています。臓器が感染していたとしても、その機能自体に問題がないことさえわかっていれば、移植後に薬でC型肝炎を駆除すればいいわけです」

今後の数年間は、なんらかの疾患を抱える臓器の利用が活発になっていくとモーン氏は見ている。何かに罹患していても、特定の患者にとっては問題なく使える臓器であれば、それを有効に活用することは十分に可能なのである。

「完璧ではない臓器でも、適切なレシピエントとの組み合わせを探す、あともう少しの努力さえ惜しまなければ、すばらしい結果にたどり着くことができるのです」

移植可能な臓器を最大限に活用する

あわせて私たちは、移植外科医ティモシー・プルート氏を訪ねるべくミネソタ州ミネアポリスまで飛んだ。プルート氏は、宇和島での修復腎移植騒動の当時、前述のUNOS、つまり全米臓器分配ネットワークの会長を務めていたのだ（二〇〇七年〜二〇〇八年）。

ワン・レガシーなどのOPOが臓器の「調達」を担っているとすれば、UNOSはそれらOPOを統括しながら、臓器のドナーや待機している患者の情報を一元的に管理し、臓器の公正・公平な「分配」をつかさどっている中央機関である。民間の非営利団体だが、連邦政府の委託を受けている。

「なぜ万波医師の話が問題になるのかわかりませんでした。驚きました。文化の違いなのか、問題へのアプローチの仕方が違ったのか」

万波医師らの修復腎移植の問題が大きくクローズアップされていた当時の印象を訊ねると、プルート氏はそう答えた。

「腎臓からとても小さながん細胞を切除して移植に利用することはアメリカでは問題ではなく、長年実施されてきました。頻度は少なかったですが、われわれのプロセスの一部でした。われわれは誰かの役に立つ臓器をかんたんに処分すべきではないと考えます。臓器のリスクが許容範囲内であれば、移植に使用します」

そのような臓器は使用すべきではないという意見は、アメリカにも少数ながら存在するという。しかしアメリカでは、移植のリスクが許容範囲内で、なおかつ移植による利益が大きいと判断されれば、たいていは対象の臓器を廃棄せず、移植に使用している。ただしそれはアメリカでも稀なケースで、移植が必要な患者に提供できる腎臓を手に入れる方法のひとつにはなりえても、それだけで臓器不足という問題を解決することはできない。

ただ、万波医師らがそうした移植を意図的に何度もおこなったことについて、プルート氏はこう述べている。

「万波医師は、できるだけ多くの利益を患者にもたらそうとしたのだと思いました。非常にクリエイティブな方法だったと思います。そう思うのは、日本ではほかの方法で手に入る臓器の数にかぎりがあったからです。万波医師はかぎられた患者だけでなく、患者全員を救おうと懸命だったのです」

この「クリエイティブ」という表現は、私にとっては、とても新鮮に感じられた。医療の現場では、国を問わず、新たな術式や手法の改善など、さまざまな模索が続けられている。それらのチャレンジは、学会など学術の場で共有され、時には激しい批判にさらされる。そうしてさまざまな議論が交わされ、検証されることで、医療の発展がもたらされてきた。現役の外科医でもあるプルート氏の発言は、その当たり前の事実に気づかせてくれるものであった。

もちろん、万波医師らの修復腎移植が、患者に利益をもたらすと同時に、リスクを負わせる可能性があったのも事実である。この利益とリスクの二律背反について、プルート氏はどう考えるのか。

アメリカでは、ある種の人々が「高リスクドナー（increased risk donors）」と呼ばれ、ほかと識別されている。たとえば、麻薬使用が原因で死亡した臓器提供候補者などである。彼らの常用している麻薬が、ＨＩＶやＢ型およびＣ型肝炎をレシピエントに感染させるリスクを高めるものだからだ。しかし、実際に移植した際の感染リスクを検査してみると、リスクは低く、はるかに利益が高いことがわかった。だから、現在はこうした臓器も移植に利用されているという。

いま取りあげたような移植が成立する理由として、プルート氏はある移植を例に挙げてくれた。

アミロイド症という病気がある。臓器の細胞外にタンパクが沈着し、重度の神経障害を起こす疾患である。ここに肝臓を必要とする別の高齢の患者がいて、アミロイド症の患者から摘出した肝臓を移植されたとする。

その肝臓は、アミロイド症に感染していることを除けば、まったく正常に機能する。それを移植された側は当然、アミロイド症に感染してしまうが、この病気は非常に進行が遅い。病気が進行して合併症が発症する前に、高齢のその患者はおそらく別の病気で亡くなる可能性が高い。

「だから移植するのです。利益がリスクを上回るからです。もちろん、今後三〇年、四〇年も生きる若い人には、そういう臓器は移植しません」

そうした臓器を誰に移植するのかは、非常に選択的に決められている。臓器の相対的価値、臓器からうつる病気のリスク、移植を受ける患者のニーズ、その患者がその後も長生きするかどうか、といったさまざまな要因をすべて考慮して初めて、移植の可否が決まるのである。

「リスクは皆無ではありませんが、非常に低い。一方、利益は非常に高いけれど、一〇〇%ではありません。ですから、利益とリスクがバランスを取り合っているのです。がんでも同じことがいえます。リスクと利益のバランスなのです」

この種の移植を続けていることの根拠は、利益がリスクを大きく上回っていることにある。

「生体ドナーから死亡したドナーに至るまで、われわれはあらゆる新しい臓器の資源を求めており、その数は全体的に増加しています。臓器移植により利益を得る人の数は、提供される臓器の数を大きくしのいでいるため、われわれはどうすればいいか、さらに考えていかなければなりません」

ある人にとっては不要であり、問題を抱えた臓器も、別の人にとっては有用な臓器でありうる。完璧な臓器が手に入るのを待つのではなく、移植可能な臓器を最大限に活用する——。そういうコンセプトが、臓器移植大国アメリカの底流には確かに流れている。それを支えているのは、徹底した合理主義だ。

ことが命に関わる問題であるだけに、そこに合理性やリスクの比較を持ち込むことに抵抗を感じる人も少なくないだろう。しかし、ある部分を割り切って最大限の効率を目指すこうした姿勢には、海を隔てた私たちにも新たな視座を与えてくれるように思える。

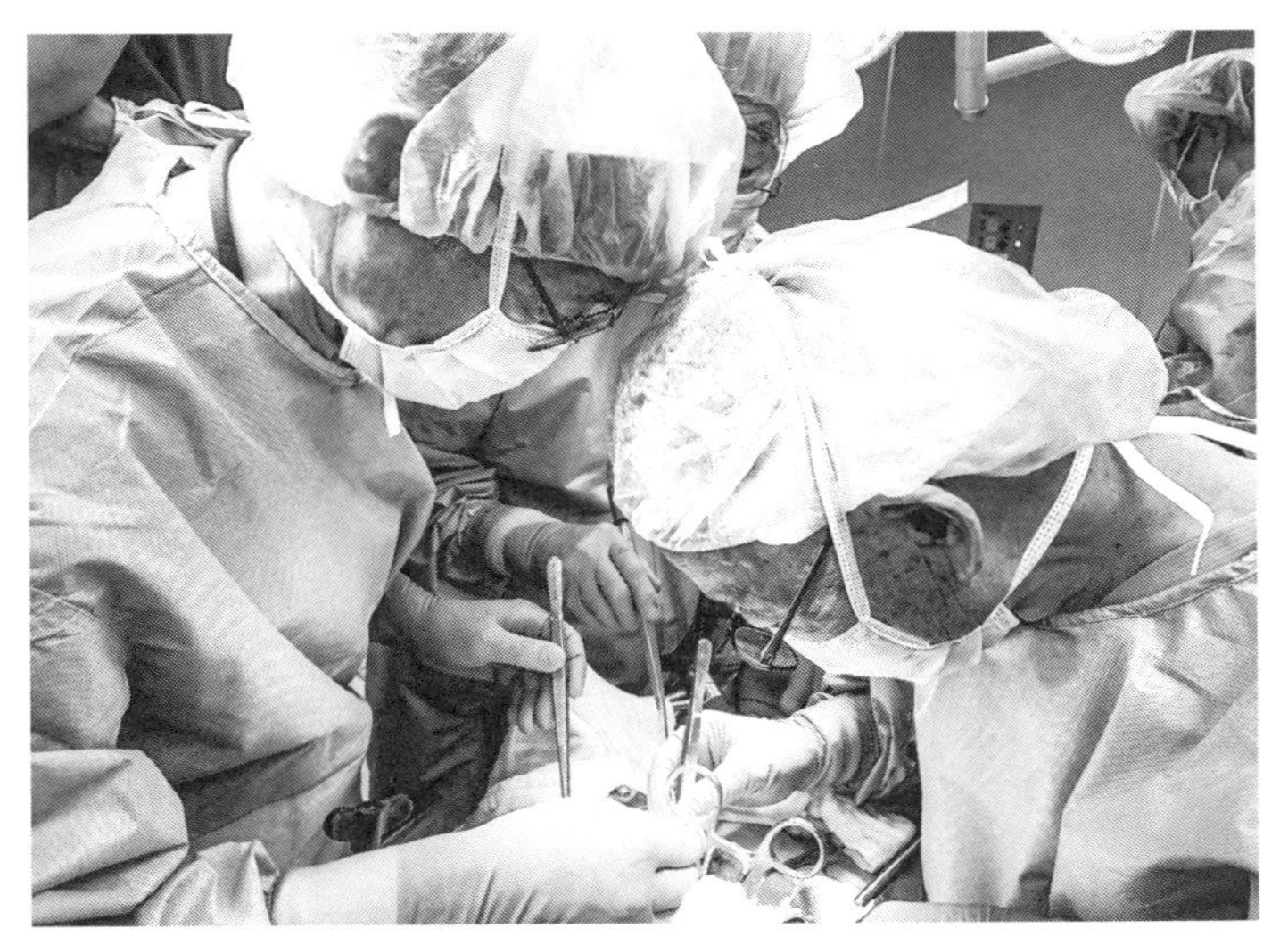

右側が手術中の万波医師（写真提供　赤羽翔太）

第5章 そして二年、騒動の正体

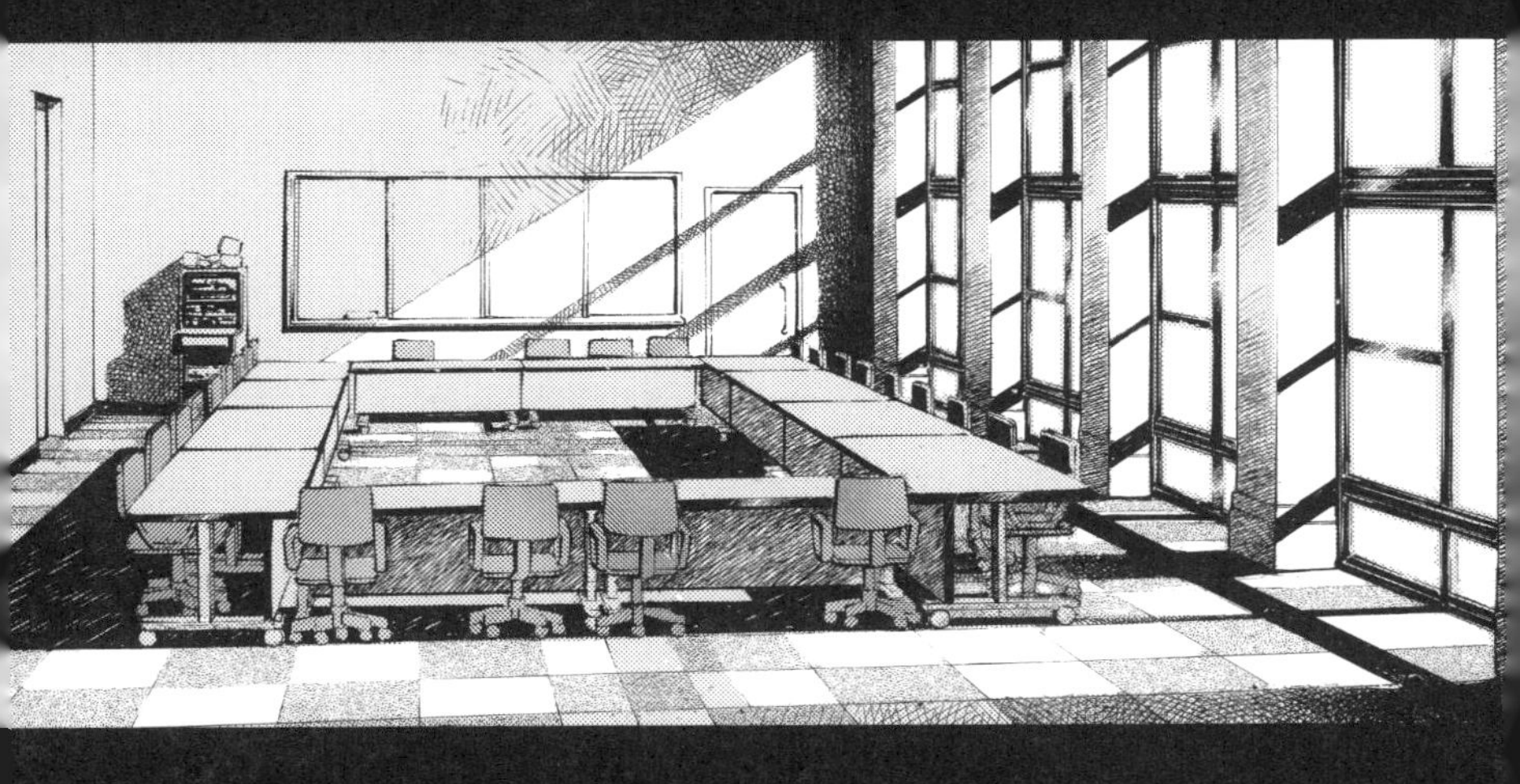

1　騒動を振りかえって

報道する側の「論理」

さまざまな波紋を巻き起こし、紆余曲折を経てきた修復腎移植だが、二〇一八年七月には条件つきで先進医療として認められたことは、すでに述べたとおりである。臓器売買疑惑をめぐって最初にメディアが宇和島の万波医師のもとに押しかけ、続いて発覚した修復腎移植問題をめぐってさらに紛糾してから、一二年が経過した。

それぞれの立場でこの問題に関係してきた人々は、当時の騒動を現在、どう見ているのだろうか。

「僕らにしてみたら、メディアがスクラムを組んで万波先生をぶったたいたというような感触って意外にないんですけどね」

そう語るのは、第1章に登場した週刊誌編集者の水野圭氏である。

「それは最初だけだと思います。臓器売買事件に万波先生が関わったんじゃないかっていう疑惑が出たときにはそういう雰囲気もあったと思いますけど、この騒動ってそこから何カ月か続いてますしね。そのあいだにいろんなメディアが取材していく中で、報道もいろんな方向に分かれていったんだと思います」

万波医師らに対して批判一色に見えた報道も、水野氏の目から見れば方向性の異なるいくつかのスタンスに分岐していた。中には、擁護に回るメディアもあったと、水野氏は言う。万波医師を、臓器移植が制度的に行きづまっている中、改革を起こして多くの患者を救ってきた立派な医師であると見立てるメディアなどである。

その中で、当時水野氏が編集者を務めていた週刊誌では、万波医師の技術の高さや人柄の魅力などは認めつつも、そのフィールドが人の命にも関わる臓器移植であることを重く見ていた。その点を考慮に入れれば、万波医師は制度的なものをあまりに逸脱しすぎなのではないか。そうした見立てから、臓器売買疑惑や修復腎移植問題をあくまで糾弾していこうというスタンスを取っていた。

万波医師のおかげで救われた、と言っている患者がいることも当然、編集部では押さえていたものの、記事としては「あえて取りあげなかった」と水野氏は言う。かぎられた文字数やページ数の中で、スタンスを明瞭に示し、エッジを立てた記事を作ろうとする上で、それは避けられないことだったのだという。

そしてそのスタンスは、先に例示したような「〝神の手〟医師と臓器密売ブローカー」といった過激なタイトルの組み方にも直結していく。

「僕らはこのスタンスから記事を書いているから読んでください、というメルクマールに当たるものが、タイトルだったり見出しだったりすると僕は思っています。万波先生のスタンスや病気腎移植について疑問を持っているってことを、タイトルや見出しでアピールする必要がありました。そういった部分で、表現は多少なりとも過激になっていたとは思います」

それでも、後悔はないと水野氏は言う。疑問を疑問として提示しただけで、嘘は書いていない。いかにファクトを積みあげるかという部分に時間を割いたし、架空のコメントをでっちあげたこともなければ、フェイクニュースのようなものを作ったという意識もない。カメラマンも含め、名前も出てこないようなスタッフが現場でいかに奮闘していたかも直接知っている。

「僕ら編集者はずっと現地にいることはできなくて、週に何回かは東京に戻って原稿を書いたり編集したりしていたんですけど、現場スタッフはずっと向こう（宇和島）に常駐していましたからね。すごい熱量だったと思いますね。僕自身、思いかえすと、体力的にすごくつらいものがあったなとは思います。週刊誌の現場から離れてだいぶ経った今では、すぐにあのテンションに戻って原稿を書くのはむずかしいでしょうね」

水野氏は、当時自分たちが取っていた立場を、あくまで数あるスタンスのうちのひとつと位置づけている。

「いろんなメディアがいろんな意見を言いあって、それを判断するのが読者だったり国民だったりするのかもしれないと思うので、記事はいろんなスタンスで書かれていていいと思うんですよ。で、議論が活発になって、たとえば移植だとかが結果としていい方向に進んでいけばいいんじゃないですか」

当然のことながら、報道する側には報道する側の論理というものがある。その点については、形態こそ違えど同じメディアの一翼を担っている私のような人間にも、身につまされるものがある。それでも水野氏の言うように、さまざまな見方や意見が飛び交い、読者がそれを自由に選べる情況が生まれたのならばいいが、現実は必ずしもそうはならなかった。

「移植への理解を求める会」の副理事長である野村正良氏は、新聞記者でもあった自身への反省もこめて、こう語っている。

「取材をするときって、こうであるはずだって自分である程度予測した上で、前もって〝物語〟を作りますよね。それに沿って取材するわけです。取材を進める中で、これは違うなと思うようなことがあれば、そこできちっと方向転換するいさぎよさも必要なんですが、軌道は修正しないほうが楽なんですよね」

また、どこか一社がある方向性を打ち出して報道を始めると、他社も一斉にそこに続こうとするような、「特ダネ意識」とでも呼ぶべき傾向がメディア全体に見られるという。そういった流れができると、早ければ早いほどいい、内容がセンセーショナルであるほどいい、といった方向に報道内容が先鋭化しがちである。野村氏が続けてこう語る。

「だからまちがった内容が報道されていても、どこか一社が大きく扱うと、みんながそれに追随してしまい、あとになってたいへんな問題になったりすることもなくはないと思うんですね」

騒動当時に宇和島徳洲会病院の院長だった貞島博通氏も、これと似たことを述べている。「国と日本移植学会とマスコミの三つ巴」が病院サイドを批判してきた渦中、「太刀打ちできない大きな流れにつぶされそうになった」という恐怖を語ったときのことだ。

「僕は怖いことだと思いますよ。修復腎移植の問題にかぎらず、こんなふうに最初から〝悪〟だと決めつけたりするやり方は危ないんじゃないかなと。だからなんであれ、反対側から見る視点というか、そういうものも必要かなと思います。あのときは、本当にそう思いました。報道というのはこういうものなんだと」

最近では、貞島氏は新聞を読む際も、書かれている内容を鵜呑みにせず、いったん真偽を疑って、反対側の立場から考えてみようと試みるのが習慣づけられてしまっている。

貞島氏のこうした述懐に関連して、病理学者の難波紘二氏はこう指摘している。

「修復腎移植の問題にかぎった話ではありません。懐疑的な意見というのは常にあります。民主主義では少数意見の尊重が大事と言いますが、異論・反論に耳を傾ける姿勢というか、風潮というか、そうしたものが今のわれわれの社会にはちょっと欠けてるんじゃないかというふうに思います」

長い「断絶」は修復されるのか

それでも、時間はかかったものの、修復腎移植は少しずつ、国にも容認される方向に向かっていった。そして現在は、先進医療として認められるに至っている。そのことについて、難波氏はどう考えているのだろうか。

「希望的観測も入りますけど、（修復腎移植は）追い追い保険医療としても認められるようになるとは思っています。でも、非常に残念に思うのは、もしこれがせめて二〇一〇年頃に医学的に承認されていたならば、そのあいだに二万人や三万人の透析患者を救うことができていたんじゃないかということです。中には透析を受けていて志なかばで亡くなった方もおられましてね、それは胸が痛むんです」

　当時の病院長・貞島氏は、日本移植学会を批判する一方で、万波医師を筆頭とする病院サイドにもまずい点があったと認めている。この問題は、宇和島徳洲会病院サイドから見るのか、日本移植学会サイドから見るのかで、見え方がまったく違ってくる。

「たしかに、私たちにも悪いところはあったんです。片田舎でわけのわからんことをやってるとしか思われてなかったわけですから。本当はもっとわけがわかるようなかたちで、学会にもきちんと報告しながらやればよかったんだろうと思いますよ」

　しかし当の万波医師は、貞島氏いわく「異次元にいる人」であり、そうした手続きが大事なのだといくら説いたとしても、言うことを聞く人ではなかった。本人にとって大事なのは常に、目の前の患者を救うことだけだからだ。

「新しい医療をやるならやるで、きちんと報告して、学会で発表しながらやりなさいというのは、日本移植学会としては当然のことだろうと思います。でも万波先生はそういう人ではない。そのへんのズレがずっと引きずられていたんじゃないかなと思うんですよね。両者のあいだにきちんとコミュニケーションが取れていれば、ここまで問題にはならなかったんじゃないかと」

こちらの言い分もまっとうに伝わらず、相手が言ってくることはことごとく威圧的に聞こえる。そんな嚙みあわない状態が、両者のあいだには長く続いてきた。肝心の修復腎移植が先進医療として認められた今、ようやくお互いがお互いを認めあうようなかたちになってきたのではないか――。現在の貞島氏は、そんな感触を抱いている。

2　活かされなかった教訓

一二年の歳月がもたらしたもの

騒動のさなか、万波バッシングのいわばシンボル的な存在として扱われたのは、なんといっても当時日本移植学会の副理事長だった大島伸一氏だろう。本人が望むと望まざるとにかかわらず、大島氏は、修復腎移植を否定する「権威」の顔としてメディアに取り立てられていた。

当時のことを振りかえって、大島氏はどんな感慨を抱いているのだろうか。大島氏の抱く思いについては第2章でも詳しく取りあげたが、ここでは特に、騒動から一二年の歳月を経ての内省という面に焦点を当ててみたい。

その一二年間を、大島氏は「無駄な時間だったと思う」と言いきっている。

「とにかく最大の問題は、ドナーが不足しているということなんです。万波先生は、それを打開するにはどうすればいいのかというすごく大きな問題提起をされたんだというふうに捉えれば、違った解決の道が見えたんじゃないかと思いますね」

ドナー不足が問題であることは、おそらく臓器移植に携わる誰もが共通して抱いている認識だろう。そこに注目するかぎり、日本移植学会も万波医師も、同じところから出発しているはずなのだ。

「そういう意味では私のやり方がまちがっていたのかもわからないけど、全体のあり方としてなんだか変な方向に行ってしまったなという感が否めないんですよね。はじめからどこかかけ違っちゃったところから、ものごとが動いてしまったようなところがありますから」

少し違った観点からではあるが、万波バッシングの大きな流れを、野村正良氏は「ボタンのかけ違え」と呼んでいる。立場の異なる二人が期せずして似通った表現を選んでいるところは、非常に興味深い。

二〇〇七年三月に日本移植学会ほか四学会が発表した共同声明には、修復腎移植を「現時点で医学的妥当性はない」とする文言があった。大島氏が当時、修復腎移植を否定していた真意は、この文言の字義どおりのところにあったようだ。

すなわち、あくまで医学的な観点から見て、「推奨する」「推奨できるかどうかわからない」「推奨できない」の三段階で評価するなら、今の時点では「推奨できない」と言ったにすぎなかった。

「それを社会がどう判断するかは、われわれの関知するところではないと。当時、そういう言い方はしていませんでしたが、真意はそこにあったんですよ。医学的には推奨できないとしても、現実問題としてこれだけ腎臓の提供が少ないんだから、本人があとでがんになってもいいと言うのだったら、やったってかまわないじゃないか――。もしも社会がそう判断するなら、それもひとつの選択ですよね」

学会としては、あくまで医学的判断としてこうだという見解を述べたにすぎなかった。にもかかわらず、まるでそれが社会的判断のように受け取られてしまった。その点にも大きな問題があったと大島氏は見ている。

医療が公共資源であり、社会的な枠組みの中に存在するのだという意識を強く持っている大島氏にしてみれば、当時の医学的判断を伝えることは当然の対応だったかもしれない。

万波医師による修復腎移植がひとつの「問題提起」であるのだとすれば、学会幹部としての大島氏の否定的見解は、その対論のひとつにすぎなかったのだと見ることもできる。

本来なら、その対立を端緒として健全な議論が取り交わされるべきだった。問題の焦点は、修復腎移植という、それまでにはおこなわれてこなかった新しい医療を、公共的な営みのひとつとしていかに社会が認知していくのか、という点にあったのだ。

大島氏の発言や見解は、本人の思惑をはるかに超える勢いと波及性をもって拡散し、結果として「万波医師＝危険な手術をおこなう悪徳医師」というイメージを定着させるのにひと役買ってしまった。

当時、大島氏がテレビのインタビューなどで口にして、さまざまな物議を醸した例の「人体実験」発言について、本人はこう述べてもいる。

「人体実験という言葉は、非常に刺激的ですよね。そういう言葉を使えばそれがどう受けとめられるかとか、それが一人歩きしてものごとがどう動いていってしまうかとか、冷静に考えればわかったはずなんです。だったらなんで、あんな大騒動になっている渦中にあんな言葉を使ってしまったんだろう、という気持ちもないわけではないですね」

万波医師らも、大島氏に代表される学会も、ドナーをなんとかして増やしたいという思いでは同じ土俵に立っている。それならば、どんな言葉を選ぶにせよ、どういう対応をするにせよ、ほかにやり方があったのではないか――。

「結果としては、それで十何年かが空費されてしまったわけです。罵倒の投げあいのようなものでね。お互いにとって不幸だったと思いますよ。もっといえば、その中で一番不幸だったのは、日本で移植を待ちわびている人たちだったんでしょうね」

どうしてそんなことになってしまったのか。それについて大島氏は、「対応の仕方をまちがえたんでしょうね」と率直に認めている。

「誰がまちがえたのかというと、たぶん移植学会の幹部だった私にも大きな責任があるんでしょうけど。そのせいでずいぶん遅れましたよね。そんな感じがする。本当に大事な問題は、ドナーをどうやって増やすかですよ。そういう議論がまったくできないま、十何年かが過ぎてしまった。でも、ものごとって、ある状況になっちゃうと、なんともならんの。もうため息をつくしかないという状況が生まれてしまう」

第2章で述べたとおり、当時の大島氏が取った対応の背景には、一九六八年に札幌医科大でおこなわれた心臓移植に端を発する「和田心臓移植事件」をめぐるトラウマがある。日本の移植医療を統制する立場にあった大島氏には、あのときと同じまちがいだけは繰りかえすまいという強固な警戒心があった。

しかし、大島氏自身は、社会にはその意図がまったく受け入れられなかったという感触を抱いている。

「そこに私は、社会の状況を読む自分の力の未熟さのようなものを感じますね。あるいは社会そのものが、その価値観が、私の理解の及ばない方向へとずれていってしまっているのだろうかとも感じます」

それは、大島氏が指摘する「対立構造」とも関係してくる問題なのだろうか。すなわち、騒動の当時メディアが中心となって仕立てあげた、「改革者としての田舎医師・万波誠VSそれをつぶしにかかる日本移植学会」という構図のことだ。その構図それ自体が、当時の社会にニュースとして「消費」されただけで、問題の核心が真の議論の俎上に載せられることなく終わってしまった感がありはしないか。

「自分の未熟さを棚に上げるようなかたちになってしまうので、あまりそこには触れたくないんですが……」

大島氏は、そう言って口を濁す。しかし、こういった言葉からは、大島氏個人の未熟さというよりも、社会全体に蔓延していた「空気」が問われているような印象も感じられる。事実、大島氏は、こうも言っている。

「私の責任もそうですが、社会のあり方も含めて、全体がもう少し冷静であったなら、もっと違った展開があったのかなという感じはしますね」

大島氏にしてみれば、和田心臓移植事件への反省を踏まえ、それを繰りかえすまいとして取った対応がかえってあだになり、移植医療そのものに無益な停滞をもたらしてしまったという「忸怩(じくじ)たる思い」もある。結果だけを見れば、「合格点とはとても言えない」とも述べている。しかし同時に、今度の一連の騒動は、医療の発展のために「必要なプロセス」のひとつだったのではないかという感覚も大島氏にはある。
当然のことながら、社会も、それが抱える価値観も、時代に応じて刻々と変化してい
く。三〇年前には通用していた考え方が、現在では受け入れられないことは往々にして
ある。社会がどれくらい変化したのかを知るには、なんらかの価値観同士の衝突や、そ
れをめぐっての紛糾やつまずきが必要になる。それがなければ、変化の度合いを計るこ
ともできないからだ。
「社会の発展とその中における価値観の大きな変換の中にあって、ひとつの教訓とし
て避けては通れない道だったのかなということですね。それが医療という、しかも命に
関わる臓器移植というフィールドで起きたことだったために、あれだけ大きな社会的注
目を集めたんだろうというふうに思いますね」
この一二年は長かったと大島氏は言う。当の修復腎移植をめぐる問題は、今もって
すっきりしたかたちで解決してはいないが、それでも一歩、二歩と前に進んできてはい
る。くだんの騒動は、そのために踏まなければならないステップのひとつだったのでは
ないか——。
大島氏は最後に、力なくこう語った。

「そうとでも考えないと、いったい何をやってきたのかという話になってしまいますから」

こうして見てくると、今回、修復腎移植の問題をめぐって取材させてもらった、それぞれ立場が異なる人が、まるで示しあわせたように似通った言いまわしを使って、この騒動を振りかえっていることに気づかされる。

それは、「抗えない大きな流れ」とでもいうべきものにも見える。

たとえば、「国と日本移植学会とマスコミの三つ巴」による万波バッシングの嵐について こう語っているのは、騒動当時に宇和島徳洲会病院の院長だった貞島博通氏だ。

「これは、ここまで来るともう抵抗できないな、そうやってもう流されていくんだろうと。まちがったことはしていないという思いがこちらにあったとしても、全部がそっちに流されてしまう。マスメディアも含めた全体がいちどきに襲いかかってきたら、もう太刀打ちできませんよ。最終的には自分たちが正しいはずだと思いながらも、言われるままに呑んでいくしかないんじゃないかという気がしましたね」

そして、当の万波バッシングの洪水の水源に当たる位置にいたはずの大島伸一氏すら、こう言っているのだ。

「ものごとって、ある状況になっちゃうと、なんともならんの。もうため息をつくしかないという状況が生まれてしまう」

まさに、「抗えない大きな流れ」である。それを目の当たりにした当事者や関係者の人々は、立場の違いを越えて、無力感にさいなまれている。

もちろんこれは、誰が悪かったと一概に断罪できるような問題ではない。それぞれの立場、それぞれの考えがあり、それぞれの論理や正義もある。それらが互いに食い違っていたからこそ、衝突が起き、収拾のつかない状態に陥っていってしまったのである。

肝心なのは、そこから何を学べるかだ。本来、メディアはこうした流れの中にあっても、自立して事実を追い、弱き人々や小さき人々の声に耳を傾けることに、その役割があるはずだ。

騒動から一〇年以上が経ったあとで取材に乗り出した私が、このようなことを述べるのはおこがましいかもしれない。だが、取材を通して考えるようになったのは、修復腎移植の問題を決して「過去のもの」にしてはならないということだった。

3　そして移植医療は続く

透析か腎移植か、という選択

その日の晩も万波医師は、いつもの足取りで病棟に向かい、暗い廊下を通ってある病室に足を踏み入れた。寝台には、夫から生体腎の提供を受けて移植されることになっている七〇代の女性患者がパジャマ姿で腰かけていた。

「今日は大丈夫じゃった？　痛み、なかった？」

万波医師の問いかけに、女性患者が答える。

「うん、おなかも痛うなかったし、吐き気もなかった」

その患者をかたわらに万波医師が、「透析も相当つらいんじゃ。それでシャントいってな、透析するところの血管がもうないんじゃ」と患者の置かれた状況について私たちに解説する。

前述のようにシャントとは、血液透析をおこなう際に腕などに作る透析専用の血管のことである。人為的に静脈と動脈をつなげて、大量の血液が流れるように太くした血管であることが多いが、一度作ればいつまでも使えるというわけではない。長年のあいだに閉塞や狭窄を起こしたり、神経が圧迫されて手に痺れが出たりと、さまざまなトラブルに見舞われ、別の部位に作りなおさなければならなくなることもある。

ひとつのシャントが使用に耐える年数は平均して六年程度といわれている。上肢の前腕部分に作るのが普通だが、そこが使えなくなれば大腿部や前胸部など、順次別の部位に設けていかざるをえない。人によっては、次々に作りなおして、五回以上、作製手術を受けているケースもある。

「血管がもうないけ、両方とも。もう相当作っちょるけ」

そう言って、女性患者が自分の右手首のあたりを示す。かつて使っていたシャントの痕跡か、皮膚の一部が青黒く変色している。

「で、今、こっからしよるんじゃ」

万波医師が指差した先には女性の首があり、止血のためのガーゼが首から頬にかけてテープで留めてある。女性患者が語る。

「透析、はじめはそうつらいとは思わんけどね、年が経ってくるといろんなことが出てくるけ」

この女性の場合、透析を受けるとかゆみが出る。あまりのかゆみに夜も昼も眠れず、「あの地獄はもういやだ」とまで言っている。シャントを何度も作りなおし、透析を受けつづけ、かゆみに耐えつづける。そのつらさは、経験のない者には想像が及ばない。

それでも、こうした患者の姿を目にするにつけ、そこから逃れるための腎移植という選択肢が、確実に手に入るものとして存在しているべきだといった思いは強まるばかりである。そのためにはどうすればいいのか——。それこそがまさに、終始問われつづけていることなのだ。

修復腎移植に希望を託す

昼も夜も忙しく患者のケアに奔走している万波医師の仕事の合間をとらえて、診察室の裏の休憩スペースで最後のインタビューを試みた。騒動からの一二年を経て、当の万波医師は今、何を思っているのかをぜひとも訊きたかったのである。

「別に一二年経ったからいうて、私の中ではほとんど何も変わってないです」

万波医師の口調は、きっぱりしていた。

この一二年はあっという間に過ぎ去ってしまい、長かったのか短かったのか、それを考える暇もないほどだった。

もちろん、修復腎移植が正当な医療として認められ、普及するなら願ってもないことだとしても、本人の中には「それがどうした」という思いもあるようだ。

万波医師に言わせれば、修復腎移植はもともと、それが死体腎・生体腎移植に続く「第三の移植」になりうるといった「大それた」考えのもとに始めたことではない。ただ目の前に助けを求めている患者がいて、たまたま使える病気腎が手に入ったから修復して使ったまでのことだ。技術的にはそれまでにあった術式の延長線上にあるものでしかないのに、それを取りあげてなぜそこまで大騒ぎをするのか、と言いたいのだろう。

ただ、修復腎移植がまさに「第三の移植」として、ドナー不足の問題にひとつの大きな希望をもたらすものになりうることは事実である。この問題が社会的に大きな波紋を呼び、難波紘二氏をはじめとする有識者たちが擁護の声を上げていく中で、万波医師自身、初めてその可能性を自覚し、それなら早く認められてほしいと思うようになったのだと本人は述べている。

「やっぱり絶対的と言ってもいいほどのドナー不足ですからな。これまでとは別の手を考えんかぎり、なかなか移植を受ける機会はないですから。みんなちょっとでも希望を託すいうことですな、修復腎移植に」

万波医師としてはとにかく、メディアスクラムの起爆剤となった臓器売買疑惑にまつわることも含めて、世間に騒がれたことが一番不本意だったようだ。

「私は新聞や雑誌に出るような人間じゃないですからな」

にもかかわらず、あちこちから名指しで引きあいに出され、当時はそれがいやだったが、「もう忘れました。恨みも何もないですよ」と万波医師は言う。

そのメディアスクラムにいわばガソリンを注いだのは、大島伸一氏の「人体実験」発言だった。それ以外にも大島氏は、修復腎移植や、それをおこなってきた万波医師らの姿勢に対して一貫して批判的な態度を示しつづけていた。

大島氏の側には、少なくとも途中までは志を同じくしていたと思われる万波医師に対して、今もって複雑な思いがあるようだ。しかし、万波医師はその大島氏についても、きわめてさばさばとした調子でこう言ってのけた。

「大島先生に対して？　全然、何も思ってないですよ。むしろ大島先生が今、第一線から退かれて事務的な仕事をしよるいうのを残念に思うくらいで。もういっぺん第一線に戻ってほしいくらいです」

万波医師も、かつての現役の移植医としての、また一般の泌尿器科医としての大島氏のさまざまな功績については、敬意も抱いていた。そこには当然、同志としての親近感やシンパシーもあっただろう。だが、一方の大島氏はやがて現役から退き、思わぬ立場で万波医師と相対（あいたい）することになった。

二人のたどった異なる道のあいだの隔たりを、あらためて意識させられるひとことだった。

「だから大島先生にも、いつまでも元気にやっていただきたいですな。あんなことがあったからといって、（思うことは）全然、何もないですよ」

万波医師は現在七八歳。一般のサラリーマンならとうに年金生活に入っている年齢だが、今なお現役の臨床医として、また移植医としてフル稼働している。インタビューの最後に、この仕事を何歳くらいまで続けるつもりなのか、と聞いてみた。

「知らん。そんなことは考えたこともない。いけんようになったら明日からでもいけんし、そりゃわからんでしょ。そんなこと考えたらキリがねえからな。まあ一日、一日をこなすだけですよ、とにかく」

もうできないとなれば、自分でそれがわかる。「何歳まで」と年齢で区切るのはおかしいのではないか、と万波医師は考えている。それでも、こういう状態になったらもう執務できない、といった目安のようなものはあるのではないだろうか。

「そんなこと決めてないよ、全然。行き当たりばったり。いけんようになったらダメなんよ。それだけのこと。目が見えんようになってもいけんじゃろうし、筋力がなくなってもいけんじゃろうし。な、誰でもそうじゃろ」

それだけ言うと万波医師は、「ええかな」と言いながら白衣を翻し、いつのようにポケットに手を突っこんで、飄々と休憩室を出ていった。

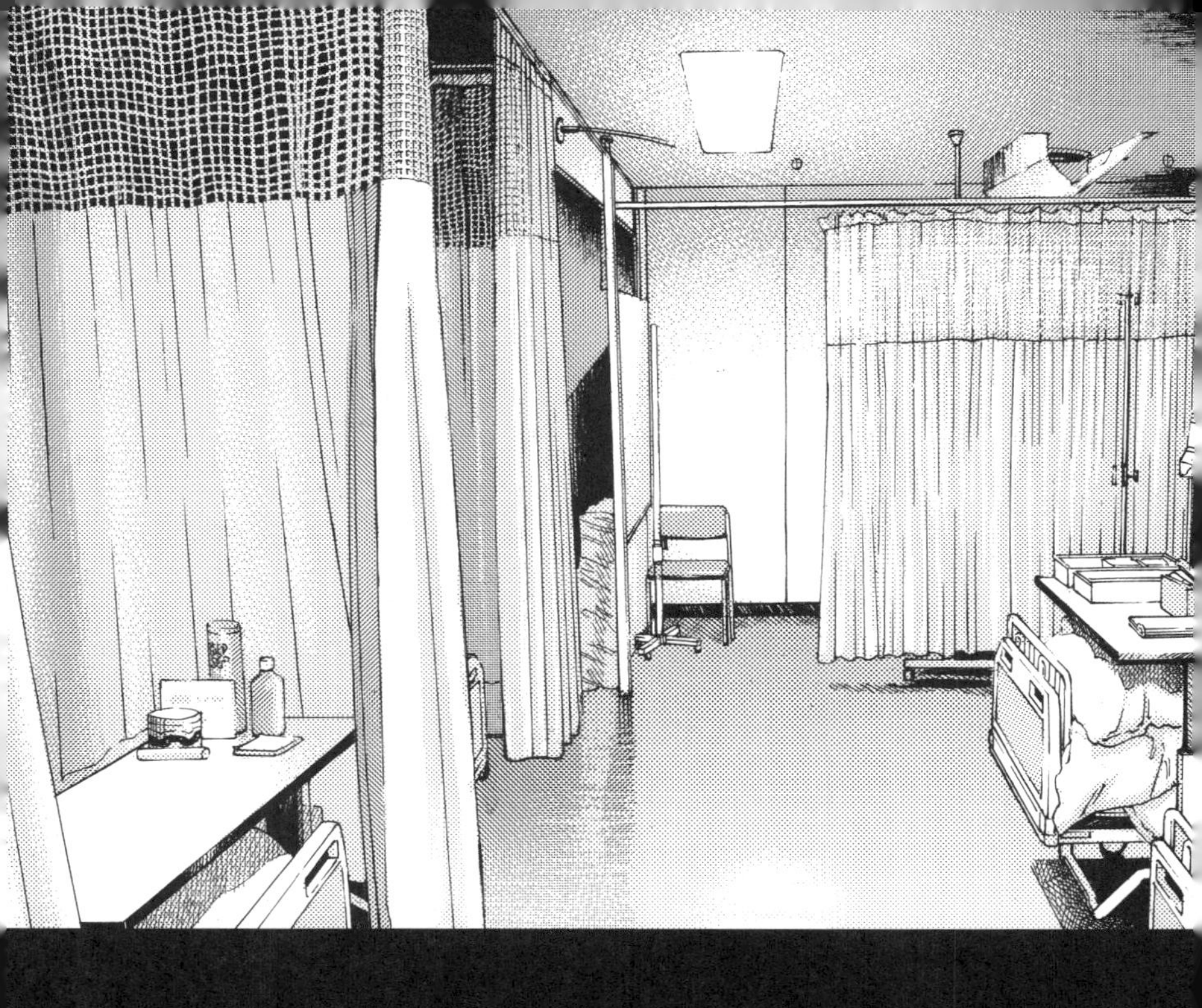

終章 〝悪魔の医師〟か〝赤ひげ〟か

あれは本当に池座さんが作ったんか

番組放送後、再び、万波医師ら瀬戸内グループの食事会に挨拶のためにおもむいた。医師たちは、翌日にも、また新たな腎臓移植手術を控えている。弟の万波廉介医師、光畑医師、西医師など、ほとんどのメンバーが七〇歳を越えていることを考えると、本当に驚嘆すべきことだ。

万波医師の第一声は、「番組はまだ見てない」と言いつつ、「あれは本当に池座さんが作ったんか」というもの。いつもながら万波医師らしい言葉だ。番組を見た患者たちが「みんな（内容が）ええって言うんじゃ」とも言っており、そのときだけはちょっと嬉しそうな顔をしていたことが胸に余韻を残した。

いずれにしても、この番組を通じて私が修復腎移植問題の何をどこまで伝えられたかは、いたって心もとない。

取材を始めるに際して、瀬戸内グループの食事会の席に顔を出し、万波医師と初めて顔合わせしたときのことを思い出す。「修復腎移植の何を伝えるか、それが大事」と万波医師は言っていた。

ドナーが圧倒的に不足している日本の移植医療の現状や、親族間の生体腎移植をめぐって生じているさまざまな葛藤、そういったことも併せて伝えていかなければ意味がない。——そういう趣旨のことを、繰りかえし語っていたことが印象に残っている。

非力ながら極力その意を汲んで取材を進めたつもりではあるが、番組のかたちに昇華させる時点で、その方向性をどこまで反映させることができただろうか。

万波医師は当然、「この人は修復腎移植について、何をどう伝えてくれるのか」という姿勢でこちらに臨んできていた。それに先立って世間を騒がせた臓器売買疑惑のことなど、万波医師にとっては過去の不愉快なできごとにすぎず、そこにはなんの意味も見出だしていないだろう。しかし番組構成としては、どうしてもその問題から入っていくよりほかになかった。その点でも、私はジレンマを感じつづけていた。

ことは万波医師のみに関わるものではない。今回取材させていただいたほかの方々の発言についても、番組で取りあげることができたのはごくわずかである。それはテレビ番組の宿命でもあるのだが、快く取材に応じ、意義深いことや興味深いことを多々語ってくれた人々に対して、十分に応えきれているのかという思いもあった。

たとえば、大島伸一氏。番組の趣旨からいって、大島氏がこれに出演したところで、本人にはなんのメリットもない。騒動当時に、日本移植学会の副理事長として修復腎移植をつぶしにかかった「敵役（かたきやく）」という位置づけにあった人物だからだ。

どう声をかけたものかと悩むところもあった。『だれが修復腎移植をつぶすのか』の著書があり、大島氏とも面識のあるノンフィクションライターの高橋幸春（たかはしゆきはる）氏に紹介してもらうのがいいのではないか。そう思ってかけあったところ、「正面から臨めば応じてくれると思う」と助言され、結局、直接アプローチするかたちになった。

案ずるまでもなく、大島氏は快諾してくれて、言葉を尽くして思いの丈を率直に語ってくれた。しかし、その大島氏についても、番組の中で実際に使える部分はかぎられている。修復腎移植騒動の際、「人体実験」発言がメディアによって恣意的に切り取られて拡散してしまったことへの反省から、映像が任意に編集されるようなテレビなどの取材には一切応じないことにしていたという大島氏だ。今回、番組に出演してもらうことで、結果としてそれが二次被害のようなものに結びついたりはしまいか、といった危惧を私は感じていた。

放送から一週間後には、大島氏から番組の感想がメールで届いた。「番組拝見しました。当時のことを思い出しながら、自分の発言なども改めて聞きながら、よくまとめられていたと思いました」という書き出しの、さまざまな思いが綴られた内容だった。

とくに印象深かったのは、大島氏が当時の状況を率直に振りかえっていた点だ。大島氏の許可を得た上で、メールの内容から引用する。

私は番組を見ながら、学術団体の役割は何かということに、もっと徹底的にこだわるべきではなかったかと思いました。価値判断については一斉拒否し、その時点での医学的な事実だけをクールに述べ、よい悪いの判断は社会、あるいはほかのところで行うものとして、学術団体は一切触れないという態度に徹するべきではなかったかと思って見ていました。

メディアの苛烈な報道を一概に責めることができない私

番組の書籍化にあたっては、さまざまな制約から番組では扱うことができなかった発言の数々も、あらためて可能なかぎり掬(すく)いあげ、全体の文脈の中に適切に配置すべく努めたつもりだ。

特に騒動当時、週刊誌で万波医師の特集記事を担当していた編集者である水野圭氏の発言について、文章のかたちで補うことができた点はよかったと思っている。

番組の中では、水野氏にはどうしても、「万波バッシングを牽引したメディアの当事者」という角度から光を当てざるをえず、いわば「悪役」の位置に甘んじてもらってしまったような面がある。しかし、当時水野氏の置かれていた立場や、その中で避けられなかったことなどについては、同じメディアの人間として私にも思い当たる点が少なくはないのだ。

「ディープなところというか、ほかのメディアが触れていないことですよね。それを書かなきゃならない。でないと買ってもらえないですよね、当たり前ですけど」

水野氏はそう語っている。水野氏が編集者を務めていた週刊誌では、万波医師を「疑惑の人」として捉え、疑わしい面をあくまで追及していくというスタンスを取っていた。その結果、当時の誌面には、「〝神の手〟医師と密売ブローカー」「腎臓ホリック　万波誠の〝猟奇的犯行〟」といった煽情的なタイトルや見出しが躍ることになった。

番組を観た人は、そんな水野氏を、「まともに裏も取らず、万波医師や患者側の言い分も聞かずに、一方的に万波医師を悪者に仕立て上げた悪しきメディアの代表」と捉えるかもしれない。だが、水野氏が述べていることは、実は、新聞やテレビの関係者なら少なからず思い当たる部分があることなのではないかと、私は思う。極論をすれば、私も、もし水野氏と同じ局面に立たされた時には、同じことをしてしまったのではないか、という思いすらある。

くだんのメディアスクラムは、「日本初の臓器売買事件」というところから始まった。「日本初の□△」という括りに惹かれる気持ちは、メディア関係者としてはよく理解できる。実際、私が携っているテレビの現場でも、「日本初の□△」と謳える素材なら、番組提案がとおりやすいからだ。

そして、当の臓器売買に万波医師が関わっているのではないかという報道は、宇和島徳洲会病院に捜査の手が入るといった情報が、警察から一部メディアへと事前にリークされていたことがきっかけで始まった。

「医者を挙げる」という事件は、警察内部でも高い評価を与えられる事案だ。当時の愛媛県警は自身の不正事件などをめぐって評価を落としており、その挽回に幹部が息巻いていたと証言する記者もいる。

こうして、「日本初の臓器売買事件」をめぐる報道が始まった。医療問題ではなく、「事件」としての扱いだった。全国から「事件記者」が投入され、宇和島徳洲会病院の会見に日々多くの記者が詰めかけた。まさに水野氏が「お祭り」のようだったと評する苛烈な報道合戦の幕開けである。

万波医師の関与はあったのか――。当然の流れとして、万波医師は一躍「時の人」となり、激しい追及にさらされた。当時、報道に携わっていた地元テレビ局の記者の一人は、こんな証言をしている。

「万波医師の顔を撮ってこい、と上司から命を受けて、自宅に突撃取材をしたんです。臓器売買に関与していたんですかと質問すると、万波医師が〝そんなこと知らん〟と答えた。それがその日のニュースのトップ映像になりました」

事件は、ふたつの意味で意外な展開を見せた。ひとつは、臓器売買に関して万波医師の関与は結局認められず、任意での事情聴取は受けたものの、逮捕も起訴もされなかったということだ。

「誤認逮捕」とも「冤罪（えんざい）」とも呼べない状況を、適切に言い表す表現はない。しかし、この疑惑をさんざん追及したメディアが、結果として万波医師がなんの罪にも問われなかった事実を積極的に伝えることは、ほとんどなかったといっていい。今回の番組を放送したのちに、万波医師は臓器売買事件で逮捕されていたのだと誤解したままでいた人々が少なからずいたことが、一般視聴者からの反響であきらかになっている。報道の影響がそれだけ大きかったということだろう。

意外な展開のもうひとつは、メディアによる万波医師への追及のさなかに「病気腎移植」という思いもかけぬ事態が浮上し、別の種類の騒動が持ち上がったことだ。その展開については本書でも詳しく述べているとおりだが、あえて補足するなら、この問題はメディアの側にも人知れずある種の翳りをもたらしていたと言うこともできる。

たとえば、「万波先生は報道で言われているような人じゃない」と患者サイドから訴えられ、そのことを伝える記事を書くと約束していながら、現場の情況をきちんと受けとめようとしない上司などに指示されて、書く内容を変えざるをえなくなった記者。それがいやで記者を辞めてしまった人もいる。「移植への理解を求める会」の代表である向田陽二氏によれば、「伝えるべきことをきちんと伝えられなくて申し訳なかった」とあとから謝ってきた記者もいたという。

今回の番組では、大手メディアの記者やディレクターからは撮影許可が出なかったため、カメラの前で具体的な証言を得ることはできなかった。しかし、彼らの発言の一部を書籍として記録にとどめることができた。

万波誠は〝悪魔の医師〟なのか〝赤ひげ〟なのか

いずれにしても、この番組で一番のキーパーソンとして扱われているのは、言うまでもなく万波医師その人である。

番組を制作する意図を誠心誠意ていねいに説明した手紙を書き、それを手渡すところから始まった万波医師との関係は、取材を進めるあいだにどう変わっていったのか。しかるべき信頼関係を構築することができたかどうか。率直にいって、その点には最後まで自信を持つことができなかった。

修復腎移植をめぐる一連の問題にまつわる隠された本心。まだどこにも取りあげられていないような、生のままの思いを掬いあげたい。そんな意気込みに私は衝き動かされていた。しかし、カメラを回していると、取材者としては結局、紋切型の質問を投げることしかできない。

「今、思い出して、修復腎の騒動のときのことってどんなふうに思われますか？」

「修復腎移植というものを、どうして始めようと思ったんですか？」

そんな調子の問いを、重ねることしかできなかった。

自宅の撮影についても、どうにか承諾を得ることはできたものの、そのとき痛感したのは、万波医師とは結局、メディア側の理屈を押しつけるかたちでしか、付き合うことができなかったということだ。

こちらの投げかける質問に対して万波医師は、きっと昔からこう訊かれればこう答えていたのだろうと思わせるような答え方をしていた。事実、騒動当時の映像などを確認してみると、その頃と現在とで、言っていることは何も変わっていない。十数年が経過しているにもかかわらず、内容に変化がない。

その意味では、取材中、新しいものを何も引き出せていないのではないかという不安に終始追い立てられ、あえてこうした番組を作ることの意義が問われているような気がしてもいた。

約一年にわたって万波医師と接し、間近にその姿を追っていると、いささか突飛なある考えが私の中に浮かぶことがあった。

いっときメディアは、病気の腎臓を移植に用いているということから、万波医師を「悪魔の医師」などと呼びならわしていた。そうした意味での「悪魔」性が万波医師にまったくないことは、今の私にはよくわかっている。しかし、それとはまったく別の意味で、やはり万波医師は一種の「悪魔」なのではないか——。

もちろん、これはあくまで比喩のレベルの話だし、その言葉をもって万波医師を誹謗しようという意図は、私にはさらさらない。私が言いたいのはこういうことだ。

万波医師自身は、「〝悪魔〟と呼ぶなら、親族間の生体腎移植こそがそうだ」という見解を持っている。健康で摘出する必要がない腎臓を、移植のために取り出すのが生体腎移植である。

それは残酷な手法であり、臓器移植法でも本来は「例外」といった位置づけになっている。ただし、死体腎からの臓器提供がきわめて貧弱な現在は、むしろその「例外」こそが本流になってしまっているという本末転倒した状況にある。

生体腎移植は、避けられるなら避けるべきだと万波医師は考えている。修復腎移植の発想が生まれたのも、まさにそういう考えが下地にあってこそのことだろう。しかし、いざ生体腎移植がやむなしとなれば、万波医師は一転してきわめて冷徹な判断を下す。

たとえば、番組で手術の様子を追った、六三歳の男性患者への生体腎移植のケースがある。この患者の親族には、ドナーの候補が三人いたが、誰がいいかと問われた万波医師は、迷わず娘を選んだという。それは、若いドナーの腎臓のほうが状態がよく、移植後に長持ちすることが予想されるからにほかならない。

親族とはいえ、若い人から腎臓を奪うのは残酷なことでもある。しかし万波医師は、もっと歳のいった人から提供された腎臓が、移植後にうまく機能しなかったといった「悪い例」も、過去に無数に見てきている。それを踏まえて、最善の策としてあえて娘の腎臓を選んでいるのだ。

やるからには、可能なかぎり精度を高める。そのためには、甘い感傷は躊躇(ちゅうちょ)なく切り捨てる。——その徹底した合理性は、ある意味では「悪魔」的とも呼べるのではないだろうか。

第3章で紹介したとおり、同じ瀬戸内グループの西光雄医師などは、万波医師が手術で思うような結果が出せなかったときでもへこたれずに敢然(かんぜん)と立ち上がり、次なる手術へと臨んでいく姿勢とその胆力を褒め称えている。そうした意志の強さも、この「悪魔」性と連動しているものなのかもしれない。万波医師は、メディアが安易に掲げがちな「素朴な倫理」など通用しない世界で生きているのだ。

一方で私は、万波医師を「改革者」と見立てる見方も、必ずしも正しくないのではないかという感触を持つに至っている。「日本移植学会などの権威からの圧力に屈せずに、修復腎移植という〝新しい医療〟を普及させようと獅子奮迅(ししふんじん)の闘いを繰りひろげる改革者」という像のことだ。

たしかにものごとは、周囲の患者たちや有識者、国会議員までをも巻きこむかたちで、結果としてそのように動いてきた。また、その中で万波医師が第一のキーパーソンとして位置づけられていることはまちがいない。しかし、それはどちらかといえば、行きがかり上のことだという印象をぬぐい去ることが、私にはできないのだ。

「一例こなすたびに、いつももうこれを最後にしようと思いよったもん」

「最初からそういうようなこと（修復腎移植が「第三の道」であるという考え）は、夢にも考えたことはなかったです」

万波医師が口にしたそうした言葉が耳元に蘇る。私はそれを「場当たり的」と称したが、図らずも万波医師自身、医師としての自分のあり方を、「行き当たりばったり」と称している。

本書の中で何度も言ってきたように、万波医師にとって大事なのは、常に「目の前の患者を救う」ことであって、それ以上でもそれ以下でもない。修復腎移植をめぐってメディアに騒がれたことも、本人はひたすら迷惑にしか感じていなかったようだ。

万波医師が七〇歳を越えた今も「超人」と言われる技術を保持し、意志の強さをも兼ね備えた移ことを、私自身、目の当たりにしてきた。また、彼が現場に〃修復腎移植〃という独創的な術式を生み出し、それを実行してきおける実だ。

その一方で、本人はあくまで「一介の町医者」と称し、今日もまた目の前の患者一人ひとりに向き合い続けている。

修復腎移植と万波医師――。

報道仲間の助言をきっかけに取り組むことになった題材だが、実に奥行きが広く、手応えのあるテーマだったと思う。それは医療問題であると同時に、生命倫理の問題でもあった。そして、人が人らしく生きるにはどうすればよいのかを問いかける、深遠なテーマでもある。

また、この問題を中心として巻き起こった騒動をめぐっては、権威とは何か、メディアとはどうあるべきか、その報道を受けとめる社会はどうあるべきか、といった複雑な問いをいくつも投げかけられた。

その込みいった問いかけに対して、私の作った番組が、そして本書が、どれだけ答えられているかはわからない。しかし、番組を通じて、日本の移植医療をめぐる状況について、社会での認知度を少しでも高められるなら、それにまさる喜びはない。

この番組取材を通じて学んだこと――それは、複雑な現実から目を背けず、それと向き合うことへの覚悟と、その大切さだ。その点を、これから先の自分への戒めを込めて記しておきたい。

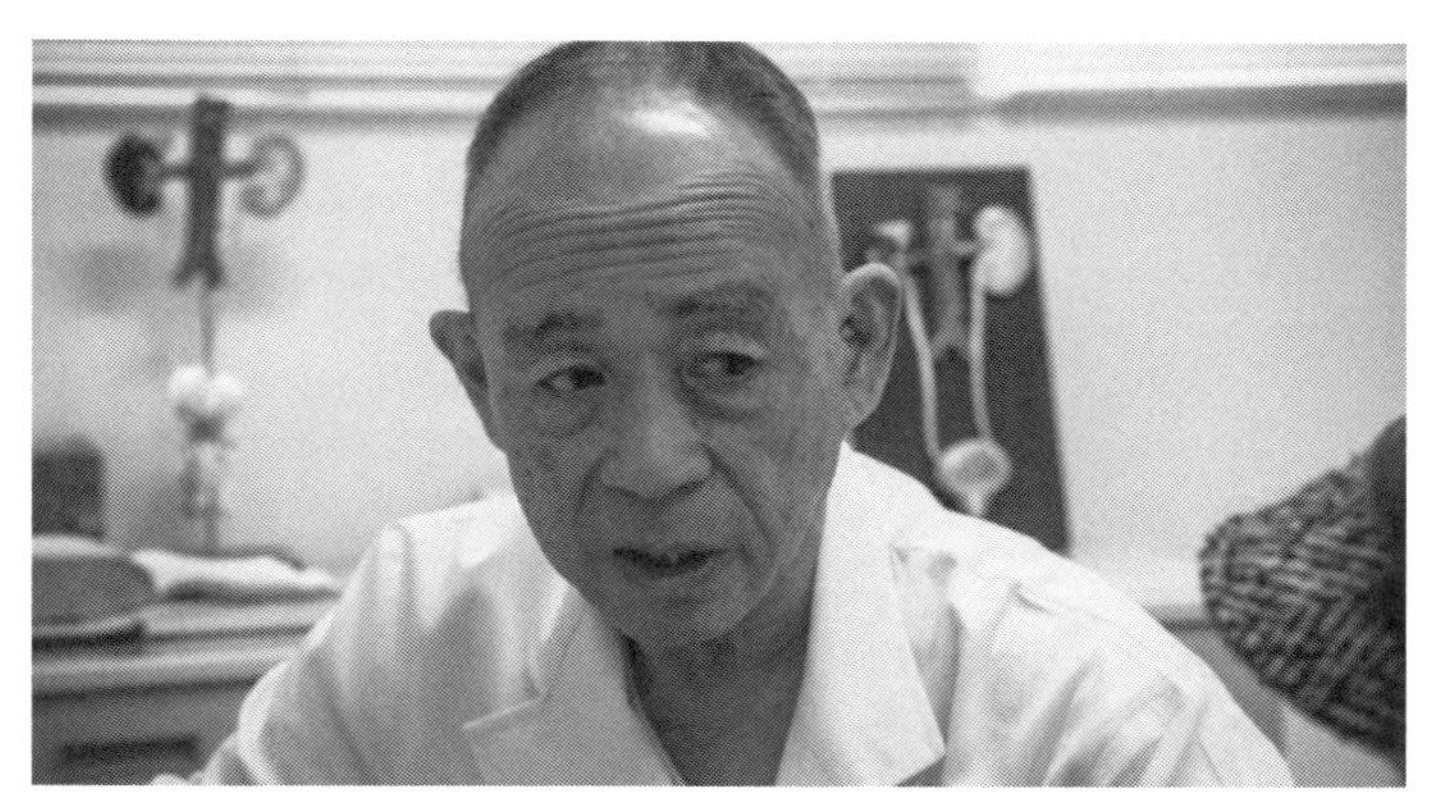

万波誠医師(写真提供 ＮＨＫ)

あとがき

本書は、テレビ番組の制作に携わる一人のディレクターが、あるテーマに出会い、一年近くにおよぶ取材の末、番組を制作した過程の記録である。番組では紹介しきれなかった証言などの詳細に加えて、自分が制作者としてその時々に感じたことや葛藤についても率直に記した。もちろん、番組はディレクターが一人で制作するものではない。今回の番組についていえば、まず私が一〇行ほど記したメモを、上司である山本隆之プロデューサーに見せた時に、「これはおもしろいかもしれない」と言ってもらえたことで始まった。

自ら提案した番組とはいえ、胃が痛むような取材現場をなんとか乗り切ることができたのは、本書にも登場した関裕一カメラマン、そして騒動以前から、松山で二〇年以上、音声の仕事をしてきた浅野喜彦（あさのよしひこ）氏という、二人のベテランクルーの存在があったからこそである。

編集室に入ってからは、編集マンの市川芳徳（いちかわよしのり）氏や音響効果の日下英介（くさかえいすけ）氏に助けてもらった。そして、斬新なグラフィックを提案してくれた佃尚能（つくだひさのり）氏やETV特集の矢吹寿秀（やぶきとしひで）プロデューサーなど、百戦錬磨（ひゃくせんれんま）の方々のアドバイスをいただくことで、このむずかしいテーマを番組として放送することができた。

執筆にあたって、そのことをあらためて振り返り、自分がつくづく幸せな仕事をしていることを思う。今回、思いがけず、番組を見た出版芸術社の谷川茂氏から番組を書籍化しないかと話をもらった。執筆に関してまったく経験のない私に対して、万全のサポートをしていただき、心より感謝している。

「修復腎移植」というテーマについては、本書で何度も引用させてもらったノンフィクション作家の高橋幸春氏による『だれが修復腎移植をつぶすのか』が白眉だ。今回の取材にあたっても、高橋氏には取材先への紹介を含めて、さまざまな面でお世話になった。

長年にわたって関係者の取材を続けてきた高橋氏には及ぶべくもないが、本書を通じて、修復腎移植や透析医療、そして移植医療の現状に触れ、理解を深めてくれる人が一人でも増えることを祈っている。二〇一九年一月、厚生労働省は「修復腎移植」を先進医療として正式に告示した。今後、実際の手術例がどのようなかたちで積み上げられていくのか注目していきたい。

今回の番組制作にあたって、現在の日本移植学会会長である東京女子医科大学消化器外科の江川裕人教授に会いにいった。江川氏は、自分は論争があった世代の学会幹部とは一回り下の世代であることを断った上で、次の点を強調していた。

「この『病気（修復）腎移植』の問題は、臨床研究という科学の光の下に置いて検証していくことが、なにより大切だと思う。そのための助力については、日本移植学会は労を惜しまない」

本書で詳述してきたように、この問題については、賛成と反対のそれぞれの立場から、さまざまな科学的な主張がなされてきた。だが今回、先進医療として、公的な枠組みでの臨床研究が認められた以上、まずは虚心坦懐に症例を検証し、その可能性について検討していくことが大切なのではないだろうか。

修復腎移植の騒動が発生した二〇〇六年当時に比べ、医療をめぐる環境は大きく変化している。夫婦間の腎移植を可能にする技術の大きな進歩、さらに小径腎がんを部分切除できる医療用ロボット「ダ・ヴィンチ」の普及が進むなど、この一二年間で目まぐるしい状況の変化があった。

それでも、臓器移植のドナー不足は深刻な状況が続いている。移植を待機する人の中には、臓器の提供を求めて海外に渡航し、手術を受けるケースも後を絶たない。そこには、ブローカーや金銭の授受が介在し、国際的にも大きな問題となっている。

移植医療の取材に携わった一人として、臓器移植の今後を見続けていきたい。

本書の執筆にあたっては、多くの方々にお世話になった。愛媛県の元・移植コーディネーターであり、日本移植コーディネータ協議会（ＪＡＴＣＯ）の副会長を務めたこともある仲田（なかだ）篤敏（あつとし）氏からは、この騒動のみならず、日本の移植医療が抱える問題の全体像についてご教示をいただいてきた。

また、本書に登場いただいた野村正良氏をはじめとする「移植への理解を求める会」の皆さん。そして、元・日本移植学会副理事長の大島伸一氏や週刊誌編集者の水野圭氏など、それぞれの立場で取材に応じてくださった方々。登場していただいた皆さんが、職業人として当時考えたことや、当時を振り返っての思いを率直に語ってくださった。

彼らとの対話を通じて、何よりも私自身が「メディアの役割」とはなんなのだろうか、と深く考えさせられた。

何よりも最後に、万波誠医師にお礼を申し上げなくてはならない。ぶしつけな番組タイトルを持ちかけ、長期の撮影にお付き合いいただき、本当にありがとうございました。「マスコミは正義の味方じゃないんか」という万波医師のシンプルな問いかけは、私の心の中から一生消えることはないと思う。

形式ばった謝辞など、もっともいやがることなど百も承知である。それでも、あえて言わせていただきたい。万波医師の現役生活が一日でも長く続き、宇和島のみならず全国の患者が救われることを願って、筆を置きたいと思う。

二〇一九年五月

池座雅之

NHK

ノーナレ

「“悪魔の医師か” か “赤ひげ” か」

本放送　2018年3月28日

ＥＴＶ特集

「“悪魔の医師” か “赤ひげ” か」

本放送　2018年7月7日

取材協力　高橋 幸春　仲田 篤敏　西 光雄　絵野沢 伸
江川裕人　日本臓器移植ネットワーク

撮影　関 裕一

音声　林 祥子　浅野 喜彦

照明　庄司 光一

映像技術　鈴木 達也

映像デザイン　佃 尚能

音響効果　日下 英介

リサーチャー　早崎 宏治

コーディネーター　早崎 賢治

編集　市川 芳徳

ディレクター　池座 雅之

制作統括　山本 隆之　矢吹 寿秀

池座雅之（いけざ・まさゆき）
一九八〇年生まれ。一橋大学社会学部を卒業後、二〇〇四年にＮＨＫ入局。ディレクターとして広島放送局、制作局文化・福祉番組部、松山放送局を経て、二〇一八年からＮＨＫ大型企画開発センター所属。
主な作品に、特集番組「ヒバクシャからの手紙」、ＥＴＶ特集「ルポ原発作業員」など。

〝悪魔の医師〟か〝赤ひげ〟か
宇和島・腎移植騒動の12年

二〇一九年五月二〇日　第一刷発行

著　者　池座雅之
発行者　松岡佑子
発行所　株式会社 出版芸術社
〒一〇二-〇〇七三
東京都千代田区九段北一-一五-一五　瑞鳥ビル
ＴＥＬ　〇三-三二六三-〇〇一七
ＦＡＸ　〇三-三二六三-〇〇一八
ＵＲＬ　http://www.spng.jp/

カバーデザイン　小林義郎
本文デザイン・組版　アジュール
編集協力　平山瑞穂
印刷・製本　中央精版印刷株式会社

ISBN 978-4-88293-521-6 C0036

出版芸術ライブラリー００１

森達也 著

『虐殺のスイッチ――一人すら殺せない人が、なぜ多くの人を殺せるのか』

なぜ大量殺戮が起こるのか？　指導者への忖度、集団の暴走、そして虐殺へ……。

豊富な取材経験を元に、森達也が虐殺のスイッチを探る。

なぜ人は生きものを殺すのか？　なぜ人は人を殺すのか？　なぜ虐殺は起きるのか？

オウム真理教を撮った『A』や、佐村河内守に密着した『ＦＡＫＥ』など、絶えず問題作を仕掛ける映画監督・作家である著者が、これまでの取材体験を元に、生きものの殺生から個人の殺人、そして大量虐殺について考える。生きものや人の生死に関する著者の思索・議論の集大成がいまここに！

定価１６００円＋税　ISBN 978-4-88293-511-7

出版芸術ライブラリー００２

塚越健司 著

『ニュースで読み解くネット社会の歩き方』

未来への希望と不安が混在するネット社会。私たちは何を道しるべにしてネットと向き合えばいいのか。

新進気鋭の若手研究者が徹底解説！

技術的な進化が止まらないネット社会。この進化で私たちはどんなメリットを享受できるのか。

進化することによってもたらされるデメリットは何か。そして、ネット社会の未来図は？

新進気鋭の若手研究者が、出演中のＴＢＳラジオ「デイキャッチ」で取りあげたネットに関わるニュースのうち、注目すべきものをピックアップ。ネットに関わる総ての人に必要不可欠な情報を解説し、今後の展望を語る。ネット社会時評の決定版。

定価１６００円＋税　ISBN 978-4-88293-516-2